JN275658

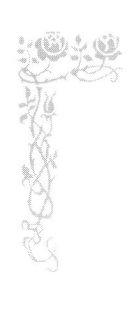

脳は癒されたい

生き方が変わる
セリブラルセラピー

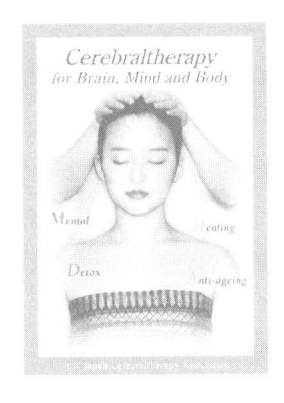

Cerebraltherapy for Brain, Mind and Body

Mental　Healing
Detox　Anti-ageing

水木みち

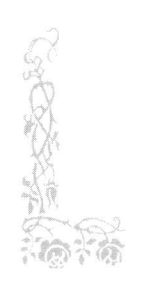

太陽出版

脳をゆるめよう

　今、世間では脳を鍛えるためのさまざまな方法が話題になっています。

　私たちが「脳」についてとても身近に感じられるようになったのは、脳研究の権威、東大の養老孟司名誉教授のご尽力の賜物であると思います。脳に関する書籍を多数出版され、未開の領域であった脳に対して一般の人びとも興味を持てるようにわかりやすく説いてくれた功績に他なりません。

　さらに、脳の働きを画像化して計測するブレインイメージング研究の第一人者、東北大の川島隆太教授は、高齢者を対象に脳の活性化に取り組む研究を行うとともに、脳を鍛えるゲームを開発しました。これにより、「脳は鍛えることで活性化する」という認識が一般に広まり、脳の鍛錬を図る人びとが急激に増加したのです。

　また、脳科学の第一人者である茂木健一郎氏は、脳の無限の可能性を引き出す「アハ体験」によって、脳を活性化できることを提唱し、物事を楽しみながら体験することや一生懸命に考えることが、脳に良い刺激を与えて、脳が生きいきしてくることをやさしく説いてくれています。

　このように優れた専門家の研究成果から「脳は鍛えれば鍛えるほど活性化する」といわれるようになり、脳の老化が気になる人やゲームとしてはまる面白さから、脳トレやアハ体験などの画期的な「脳力アップ法」は子どもから大人まで、多くの人たちに受け入れられ大ブームとなりました。

　しかし、私はセラピーを指導している立場から、「脳をゆるめる」すなわち「脳に休息を与える」ことの大切さを提唱したいと

● プロローグ

思います。
　というのも、21世紀のストレス社会に生きる現代人の脳は、さまざまな刺激が与えられ過ぎて、すでにオーバーワークとなり、疲労をきたしているからです。すなわち、人体の中でも最重要器官である脳を、極度に疲れさせてしまうことにより、脳の許容範囲は満杯状態になっているのです。
　マイナス刺激、つまり不快ストレスが過剰になって許容範囲を超えてしまうと、いつかは爆発してしまいます。日常生活の中で適度に爆発させることができれば、ある意味でストレスを発散させることにつながりますが、疲労やストレスをためこんだまま、吐き出したくとも吐き出せずに辛く重い状態になると、マグマが突然噴火するように暴発しかねません。このような状態に陥ると、当然危険をはらんできます。ピリピリしたりイライラしたりネガティブ思考になって、やることなすことが裏目に出るなどの悪循環となり、まさに一触即発の状態に陥ってしまいます。こうなると、心や体に不調をきたし、さまざまな病気に陥る原因をつくりだします。生活習慣病をはじめとする数多くの病気の原因にストレスが関わっているといわれるゆえんです。
　それゆえ、ためこんだストレスの暴発を避けるためにも、頭の中をいったんリセットさせる必要があるのです。さまざまなストレスによって、頭も心も疲労しきっている状態を解消し、必要なことだけを脳にインプットできれば、もっと楽に生きられるようになるでしょう。
　「命ある限り天寿をまっとうするまで元気でいたい」──その願いをかなえるためには、心身が健康でなくてはなりません。それには、人間の体の全機能を司る脳を健康にする必要があります。では、脳を健康に保つためにはどうしたらいいのでしょうか。その最大のポイントが、「脳をゆるめる」ということなのです。

脳がゆるめば心と体のコリがとれる

　テクノロジーのめざましい発達により、現代人の暮らしはとても楽になりました。スイッチひとつでさまざまなことができるようになり、リモコンがあれば自分で動かなくても機械が作動して望むことをやってくれる。そんな便利な世の中に慣れ過ぎてしまった感があります。

　しかし、労力を使わなくなり暮らしが楽になった半面、体を動かすことは激減してしまいました。労力を伴わずとも生活できるようになって動くことも考えることもなく過ごせるため、現代人は心と体のバランスが崩れ、逆に頭でっかちになってしまったともいえるでしょう。

　要するに、現代人の疲労は肉体だけにとどまらず、脳までもが疲労困憊しているのです。近年、「うつ」などで精神的に病んでいる人びとが急増し、一種の社会問題となっているのも、身体面から精神面へ疲労の度合いが傾いてきたことのあらわれではないでしょうか。

　脳の疲れは、働き盛りの年代のみならず、子どもから高齢者に至るまで幅広い層の人びとに広がり、人びとの心身に対して不快な症状を生じさせています。さまざまなストレス要因の中でとくに多いのが人間関係に関するもので、性別や年齢に関わらず、これらに悩んでいる人はますます増加傾向にあります。日常的な人間関係の悩みによる精神的緊張は過度のストレスを生み、心身の健康に多大な影響を与えてしまうのです。

　私たちは日々をあわただしく過ごしているうちに、ついつい自分の体や脳をいたわることを忘れてしまいがちです。その結果として、身体面での悩みの代表が男女ともに肩こりと腰痛となって

います。それにともない不眠やうつなどの精神的な症状も増加傾向にあります。筋肉のコリは身体的緊張から生じるだけでなく、精神的緊張によっても起こります。しかし、現代人の体のコリは、単に筋肉をほぐすことや体をゆるめることだけで解消されるものではなくなってきています。というのも、心の働きに関係する脳神経が過度の緊張にさらされ、オーバーヒートしているからです。

人体のすべてを統括する脳そのものへ働きかけなければ、本当の意味でのストレス解消にはなりません。脳がかかえている疲労、つまり精神的緊張をいかに軽減して気分よく過ごせるかが、心身の健康を維持・回復する上で最も大切だということになります。実際、脳に休息を与えることによって、心が解放され体も軽く感じられるようになります。すなわち、「脳がゆるめば心と体のコリがとれる」ことにつながるのです。

心と体のコリがとれると人生が変わる

体のコリを一時的に解消したとしても、以前と変わらない生活を続けていたのでは根本的な解決にはなりません。たとえセラピーを受けてコリをほぐせたとしても、不規則な生活を繰り返しているとたちまち体に緊張をためて、またもコリを引き起こすことにつながってしまいます。それは、多くの人が経験していることでしょう。

でも、心が変わればどうでしょうか。心が変わることによって、体にも確実に変化があらわれてきます。体とともに心が軽くなれば、見るもの聞くものに対しての受け止め方が違ってきて、フレッシュなものの見方ができるようになります。そして「今、ここに生かされている」という幸せを実感できるようになるのです。つまり、脳の緊張が解けて柔らか頭になることで、心も柔軟にな

り、自分の体の声に耳を傾けられるようになります。そうなれば、快と不快のセンサーが鋭敏になり、その結果、生き方までもが変わってきます。

　本書でご紹介する「セリブラルセラピー」は、脳・心・体をトータルに癒すメンタルケアタッチセラピーです。その最大の特長は、脳へくつろぎを、心へやすらぎを与えることによって「ポジティブシンキング」になることです。脳をいったん鎮静化してから活性化させることによって前向きな考え方になり、「生き方が変わる」のです。

　脳へ「快」の刺激を与えると、小さなことやたわいないことでクヨクヨしていたネガティブな気持ちが消え、霧が晴れていくかのように爽やかな世界を見渡すことができるようになります。心の視界がはっきりしてくると、これから進まなくてはならないところへたどり着くために必要な道しるべとなるものが見え、自分の進む道を迷わず決めることができます。誰に指図されるわけでもなく、自分の意のままにおのずと自分の歩むべき道が開けてくるのです。

　セラピーが終わってそっと目を開けた瞬間、目を閉じる前と何ら変わらない風景の中に、きっといつもと違う何かを感じることでしょう。それはあなたの心の目がきれいに澄んで、すべてを優しく受け止めることができるようになり、心がリセットされたということです。

　すぐに感じることができる変化は、自然と笑顔がこぼれるようになるとともに、目がすっきりして大きくなったように感じられ、視野が広がってはっきり見えるようになります。手足がぽかぽかと温かくなって血行が良くなり、体が軽くなって走り出したい気持ちになるほどのパワーがみなぎってきます。

　何よりも大きな変化は、明るく前向きな考え方ができるように

● プロローグ

なるということです。今まで悩んでいたことが些細なことと思えるようになるのです。たったそれだけのことですが、この違いは今後のあなたの生き方に大きな変化をもたらしてくれるでしょう。これは、体の全細胞に心地よい刺激が与えられたことにより、体だけではなく心も生きいきしてくるからです。エネルギーがふつふつと湧いてきて、何でもできてしまうような自信を授かったように思えてくるのです。そのようなポジティブなパワーが、あなたを良い方向へと導いてくれます。実際、いつまでも過去を引きずらない、過ぎたことに固執しない、どうにもならなかったことを責めない、ネガティブな考え方をしないというように、さまざまな変化があらわれてきます。

　あなたがこれまで歩んできた道を振り返ってみた時、そこにはいくつの花が咲いているでしょうか。もし、これまで歩んできた道が悩み多きものだったなら、心身ともに疲れ果てて苦しみに満ちていたものだったなら、きれいな花はわずかしか咲いていないか、一輪も咲いていないかもしれません。でも、心をリセットすることができれば、あなたがこれから歩んでいく道を自分自身で切り開いていくことができます。そうなればきっと美しい大輪の花を、あなたは咲かせることができるでしょう。

　心と体、そして、それを司る脳をゆるめることで人生は変わるのです。

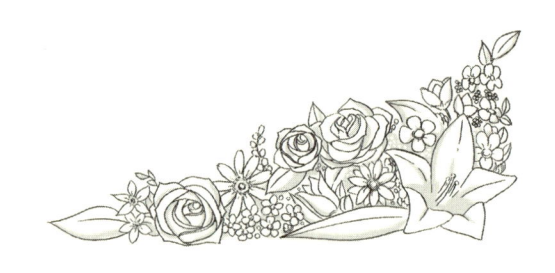

目次 contents

プロローグ

脳をゆるめよう…………03

脳がゆるめば心と体のコリがとれる…………05

心と体のコリがとれると人生が変わる…………06

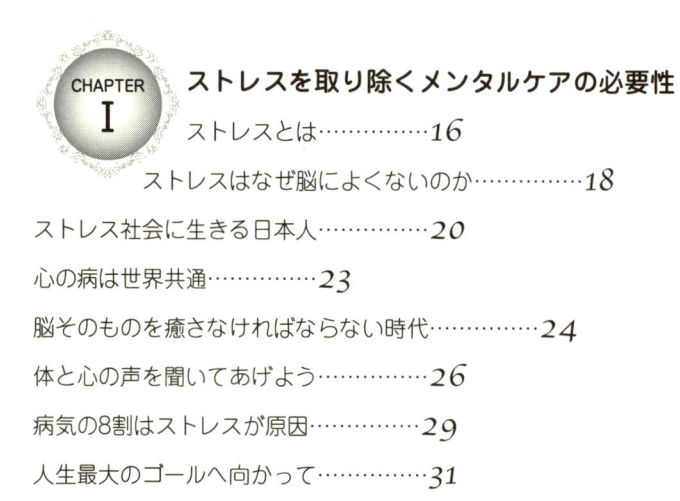

CHAPTER I　ストレスを取り除くメンタルケアの必要性

ストレスとは…………16

ストレスはなぜ脳によくないのか…………18

ストレス社会に生きる日本人…………20

心の病は世界共通…………23

脳そのものを癒さなければならない時代…………24

体と心の声を聞いてあげよう…………26

病気の8割はストレスが原因…………29

人生最大のゴールへ向かって…………31

CHAPTER II　現代人の脳は癒されたがっている

脳はすべての指令センター…………34

20代をピークに萎縮し始める脳…………36

快・不快、好き・嫌いも脳の働き…………38

健康を左右する呼吸…………39

脳をリフレッシュする正しい呼吸法…………41

脳幹・辺縁系・前頭前野の連携で脳がリフレッシュする…………42

脳をリセットする睡眠の働き…………44

睡眠にはリズムがある…………46

生物時計は成長ホルモンを促す……………47
心や体の病と睡眠障害……………48
脳とつながっている「第二の脳」の働き……………51
腸内環境を悪化させた根源……………54
免疫力を働かせるたんぱく質……………55
「第三の脳」である皮膚の働き……………56
ストレスが肌に及ぼす影響……………58
ボディケアは一石二鳥のセラピー……………60
補完代替医療に新たな息吹　信岡史将……………62

CHAPTER III　脳を癒せば心も体も楽になる

マイナス脳からプラス脳へ切り替えよう……………64
心と体のデトックスが必要な時代……………66
これまでにない脳に響くセラピー……………69
心のわだかまりが解けるセリブラルセラピー……………70
睡眠障害症状の改善例……………71
むずむず脚症候群……………75
眠りの質を高めるために……………76

CHAPTER IV　脳の健康を取り戻そう

ヘルシーライフスタイルのすすめ……………78
セリブラルケアで脳をすこやかに……………93
ひとりでできるセリブラルケア……………100
ふたりで楽しくセリブラルケア……………108
セリブラルセラピーで健康増進　藤沼秀光……………112

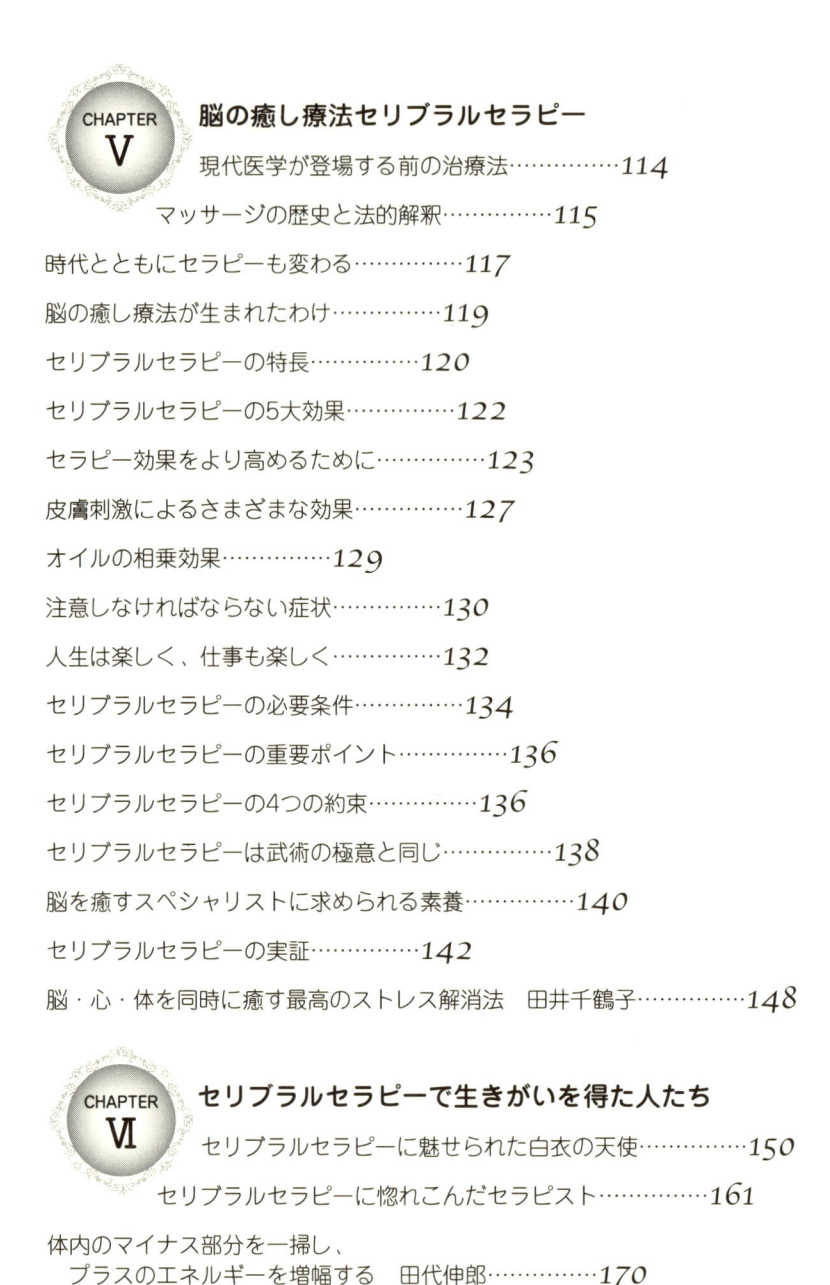

CHAPTER V 脳の癒し療法セリブラルセラピー

現代医学が登場する前の治療法……………114
マッサージの歴史と法的解釈……………115
時代とともにセラピーも変わる……………117
脳の癒し療法が生まれたわけ……………119
セリブラルセラピーの特長……………120
セリブラルセラピーの5大効果……………122
セラピー効果をより高めるために……………123
皮膚刺激によるさまざまな効果……………127
オイルの相乗効果……………129
注意しなければならない症状……………130
人生は楽しく、仕事も楽しく……………132
セリブラルセラピーの必要条件……………134
セリブラルセラピーの重要ポイント……………136
セリブラルセラピーの4つの約束……………136
セリブラルセラピーは武術の極意と同じ……………138
脳を癒すスペシャリストに求められる素養……………140
セリブラルセラピーの実証……………142
脳・心・体を同時に癒す最高のストレス解消法　田井千鶴子……………148

CHAPTER VI セリブラルセラピーで生きがいを得た人たち

セリブラルセラピーに魅せられた白衣の天使……………150
セリブラルセラピーに惚れこんだセラピスト……………161
体内のマイナス部分を一掃し、
　プラスのエネルギーを増幅する　田代伸郎……………170

CHAPTER VII セリブラルセラピーで自己実現を

最近のセラピー事情……………*172*

セラピーの本質とは……………*174*

ローマは一日にして成らず……………*176*

セラピストは美しい白鳥であれ……………*178*

英国における補完療法としてのセラピー……………*180*

プロフェッショナルのセラピストになるために……………*182*

未知の可能性を引き出してみませんか……………*183*

セリブラルセラピー講座を受講して……………*186*

CHAPTER VIII セリブラルセラピーのテクニック

セリブラルセラピーの環境設定……………*188*

基本のテクニック……………*190*

セリブラルセラピー　ぐっすりカウチコース……………*192*

セリブラルセラピーのコース紹介……………*210*

エピローグ

CHAPTER I

ストレスを取り除くメンタルケアの必要性

CHAPTER I　ストレスを取り除くメンタルケアの必要性

ストレスとは

　一般的にストレスとは「応力・歪み・緊迫・圧迫」などを指しますが、医学的には「寒冷・外傷・疾病・精神的緊張などが原因で体内に起こる一連の非特異的な防御反応」を意味します。

　このようにストレスという言葉を定義づけたのは、カナダの生理学者ハンス・セリエ博士です。セリエ博士はラットを長期間外界刺激にさらして、その体内に重要な生物学的変化が起こることを観察しました。その実験で、寒冷刺激、外科的損傷、種々の薬物などのさまざまな有害作用因子によって引き起こされる症候を調べ、生体は新たにおかれた環境に自らを適応させるために総合的努力を示すものとして「一般適応症候群」と名づけました。1936年に発表されたこの報告がストレス学説の出発点となっています。

　さらにセリエ博士は1950年代に発表した論文の中で「ストレスは誘起的作用因子(ゆうきてきさよういんし)に反応する生体内の状態を意味するもの」とし、誘起因子に対して「ストレッサー」という語を提案しました。

　ストレスの定義について、セリエ博士は次のように説明しています。「あらゆる要求に応じた身体の非特異的反応であると定めている。ストレスのメカニズムはエネルギー消費と同様に、本質的には人間の善悪の概念とは全く無関係なのである。人間にとってのいちばん重要なストレッサーは情緒的なもの、とくに苦悩を起こす類のものである。恐怖、痛み、欲求不満のような神経反応に大きな影響を与える。これは、あらゆる生物体のうちで人間はいちばん複雑な脳を持ち、さらに脳にいちばん影響されるからであろう。したがってわれわれの生活中の出来事としては、ストレッサーの影響はわれわれの行動そのものやわれわれに対し偶然起

こるものでなく、われわれがそれを受け入れるやり方に左右されやすいのは当然である」

　セリエ博士はすべての病気は不定愁訴(ふていしゅうそ)から始まり、診察しても病変は見いだせないが、胸腺とリンパ腺の萎縮、胃・心臓の出血、副腎皮質の肥大の3つの変化が必ず起こると研究の成果を結論づけました。不定愁訴とは、一般に病気とはいえないような頭重・イライラ・疲労感・不眠など漠然とした不快感を伴う自覚症状をいいます。

　セリエ博士はこの不定愁訴こそが病気の始まりであり、ストレスの「第一期＝警告反応期」であるから早く手を打つべきであるとしています。そのままにしていると、次の「第二期＝抵抗期」に入って、不快感や苦痛はなくなり体の調子も良くなって抵抗力も高まってくる。さらに強い不定愁訴が起こってくることを「第三期＝疲憊期(ひはいき)」といって、肥大していた副腎皮質は内部に出血や変性が起こり、ホルモン分泌が減ってしまう。そして、抵抗力が衰え、がんや心臓病などの病気につながるとしています。このように、医学的に用いられるストレスの本当の意味は、身体の磨耗の度合いを指すと述べられています。

　再びセリエ博士によるストレス構造の解説文を抜粋します。

　「科学的な目的からはストレスはいかなる要望にも対処する生体の非特異反応として定義される。この反応は最初、副腎刺激の事実、リンパ諸器官の退縮、胃腸潰瘍(いちょうかいよう)、体組成に固有の変化がみられる体重減少などにより確認された。それらはのちにもっと多くの別な変化とも同じであり、関連があると思われる一連の症状の集まりから成るひとつの症候群であることが判明した。これが全身適応症候群(ぜんしんてきおうしょうこうぐん)と呼ばれるものである。ストレスによってもっと直接的に影響を受けた組織には局所適応症候群(きょくしょてきおうしょうこうぐん)が発現する。全身適応症候群はからだ全体に作用を及ぼし、局所適応症候群はある

CHAPTER I　ストレスを取り除くメンタルケアの必要性

部分内の各構成単位に影響する」

　セリエ博士のストレス学説は生体に対して生じた刺激とその反応の全般について説明する学説でしたが、その後はメンタルヘルスの領域でもストレスという言葉が広く使われるようになり、心に影響を及ぼすようなさまざまな刺激をストレッサー、それに伴って心や体に生じる変化をストレス反応と呼ぶようになりました。

　ストレッサーは大別すると次のようになります。

物理的ストレッサー：温熱、寒冷、騒音、振動、悪臭など
化学的ストレッサー：大気汚染、有害化学物質、環境ホルモンなど
生物学的ストレッサー：細菌、ウイルス、カビ、感染、炎症など
心理的ストレッサー：葛藤、緊張、心配、不安、悩み、怒りなど

ストレスはなぜ脳によくないのか

　ストレスの研究が進むにつれて、ストレスが自律神経系とホルモン系のシステムに対して大きな影響を及ぼしていることが明らかになりました。さらに免疫系にも影響を与えることがわかり、不快なストレスが免疫系の正常な働きを狂わせてしまうことも解明されてきました。

　ストレスを感じると、その情報は大脳辺縁系を通じて視床下部を刺激し、視床下部は交感神経を興奮させるとともにホルモン系を活性化してストレスに対する身体の適応性を高めます。しかし、慢性的なストレスが持続している状態になると、自律神経系、ホルモン系、免疫系が正常に機能しなくなってきます。その結果として、不安や恐怖などの感情が湧いたり、体に何らかの症状があらわれたりしてくるのです。

　セリエ博士は「生きとし生けるものは、程度の差こそあれ、ストレスと無縁ではいられない。最大の治療法はできるだけ速やか

に、完全にくつろぐ方法を学ぶことにあり、変化に首尾よく適応できるかどうかを決めるのは『あなたの態度』にある」と述べています。これは、ストレッサーにどう対応すべきなのか、ストレス対策をどのようにしなければならないかということを教えてくれています。

　痛み、苦しみ、悩みは必要以上に人を老けさせるといわれており、マイナスの感情があると負の連鎖反応が起きてどんどん悪い方向へ進んでしまいます。そこで大切なことは、振りかかってくるストレッサーをどのように受け入れて適切に対応するかということになります。

　ストレスが蓄積し過ぎるとなぜ心や体によくないのか——それは次の理由によります。脳神経細胞の興奮の程度は、さまざまな神経伝達物質によってバランスが保たれるようにコントロールされています。通常、神経伝達物質であるノルアドレナリンの量が適度にある時は気分が良く、適度な緊張があって元気が良い状態です。しかし、長期間ストレスがたまり過ぎて交感神経の緊張が続きノルアドレナリンが過剰になってしまうと不安や躁病(そうびょう)を起こすことにつながり、反対にノルアドレナリンが不足すると気分が落ち込んでうつ病につながってしまいます。

　一方、肝臓でもストレスに対処するために必要に応じて抗ストレス物質がつくられていて、過度の緊張や不安をやわらげて脳を守っています。

　また、ストレスは体内で化学反応を起こしやすい活性酸素を発生させます。活性酸素が大量に発生すると遺伝子にダメージを与え、血管を傷つけて血栓をつくってしまいます。遺伝子のダメージはがんを発生させ、血栓は心筋梗塞や脳梗塞などの原因につながります。

　このようにストレスがたまり過ぎると脳内の神経伝達物質がア

● CHAPTER I　ストレスを取り除くメンタルケアの必要性

ンバランスになり、体内で悪影響を及ぼす大量の活性酸素を発生させ、免疫力を低下させてしまうのです。実際、環境の変化に対応できない時や人間関係の摩擦から神経が磨耗し続けると、神経伝達物質が不安定になって心の病気を引き起こしてしまうことがあります。つまり、心の病気は「脳内物質のバランスが崩れた状態」ですから、上手にストレスを発散させて脳内物質のバランスを回復させることができれば、元の健康な脳と心に戻ることができるのです。

ストレス社会に生きる日本人

　ストレスの要因は個人によって違いますが、現代は「ストレス社会」といわれるように苛酷な労働環境も大きなストレス要因になっています。いわゆる「働き過ぎ」はその最たるもので、とかく日本人は働き過ぎる傾向があるようです。

　総務省の労働力調査によると、働き過ぎている労働者の半数を30代と40代が占め、とくに男性の働き過ぎが目立っていることがわかりました。その理由として、所定の労働時間では片づかない仕事量が超過労働につながっていることが挙げられます。これは人員削減などからひとりの労働者にかかる労働力の負担が増えていることが原因になっています。そのため心を病む労働者が増えており、心に病を抱えた人が最も多い年齢層は30代が半数以上を占めています。心の病による休業者の割合も一気に増加し、労災による認定も過去最多になっている状態です。

　東京都の中小企業を対象に厚生労働省が行った従業員に関する調査によると、「過去1年間に死にたいと思ったことはあるか」という質問に対し、「思った」との回答が5人に1人の割合でありました。抑うつの自己評価尺度を用いた設問では抑うつ状態とみ

られる従業員の数値が確実に上昇していて、10人に1人が抑うつ状態になっているとの結果が出ています。

　また、心の健康問題で休んでいる従業員がいる事業所も年々増えています。そのため、勤労者へのメンタルヘルス対策が必要と考えている事業所は高い数値にのぼっていますが、実際にそれを実施しているところは低い数値にとどまっているのが現状です。これについて、専門家は企業社会全体に抑うつ感が広がっているのではないかと分析しており、職場のメンタルヘルスに詳しい医師は「現状を真剣に受け止めて組織や経営の問題として考えるべきだ」と述べています。

　政府は自殺を社会全体の大きな損失ととらえ、国民一人ひとりが社会における主役となる対策の必要性を提示しています。日本では1998年以降の毎年の自殺者が3万人程度で推移しています。これは欧米諸国と比べて突出して多い人数です。そこで内閣府は、自殺対策先進国の英国やフィンランドにならって削減目標を打ち出し、国をあげてひとりでも多くの人を救うことで日本を生きやすい社会に変えていくことが必要だとしています。

　政府は悲惨な出来事を回避するために対策を図っているものの、長時間労働による健康被害はどの職場においても広がってきています。これは90年代の不況期以来、経済状況が一変したことから企業では人員の削減を行い非正社員を増やすことで人件費を節約していることとも関係しています。「ワーキングプア」と呼ばれる働く貧困層が増加し続けている状態で、いまや日本国民の5人に1人は年収200万円以下で生活しており、平均年収120万円の非正社員は働く人の3分の1以上を占めているといわれています。生活保護水準以下の生活を強いられている人たちが増加し、驚くべきスピードで経済格差が拡大しているのが今の日本の現状です。

　経済状況のあおりから、家賃を払えずにインターネットカフェ

CHAPTER I　ストレスを取り除くメンタルケアの必要性

　に寝泊まりする人や、低所得のために結婚できない若者たちが増えてきていることもひとつの社会現象となっています。一部の人たちにとっては、将来について夢を語り、希望を抱くことはもはや絵空事であり、不安を抱えながら暮らさなければならない事態になってしまいました。

　会社と家を往復するだけの生活。これに伴って過労による脳内出血などの身体障害や、うつ病などの精神障害にかかる人が増え続け、精神科や心療内科を訪れる患者が急増しています。これはまさに異常事態です。

　それにもかかわらず、日本人の美徳でもあるのでしょうか、弱音を吐くことはよしとされず、体が憔悴し心が疲労しきっていても、思いきって休暇をとることすらできずにいます。またそれを周囲が認めないことも往々にしてあるようです。そこには欧米のように、労働者の本来の権利としての休暇を取りにくいという日本の慣習があります。

　欧米人にとってバカンスは、人生を楽しく生きるために必要不可欠なものと考えられています。彼らはバカンスをとるために仕事に励んでいるともいわれ、4週間ほどの長期休暇をとる人も珍しくなく、リフレッシュして充電するための大切な期間ととらえています。ビジネスとプライベートの時間を区分けすることで、余暇を効率的に使ってストレスをためないようにしているのです。

　とりわけ旅行をすることは非日常の空間を楽しむことができ、心身のリハビリにつながります。肉体の疲労と精神の疲労を癒すには、日常から離れることがいちばん大切なことなのです。それは、本来の自分を取り戻すことができて良いエネルギーが蓄えられると、周りの人にも良い影響を与えるようになるからです。

　それに引き換え、わが国ではどうでしょうか。残念ながら、バカンスやホリディという習慣は私たちの生活にいまだ浸透してい

ません。会社や周りの人に気兼ねしながらでは安心して休みを取る状況ではなく、休むことでかえってストレスをためてしまう人もいるくらいです。心身をリフレッシュさせることもままならず、毎日あわただしく仕事に追われ続けている人たちがいかに多いことでしょうか。

　仕事でも勉強でも一生懸命になる"オン"状態と、体や心を休ませるための"オフ"状態を、うまく毎日の暮らしの中に取り入れることが何より望まれます。体調だけでなく、精神面の健康も整えられるように、自分でコントロールできるすべを見いだして、少しの時間だけでも「ホッとするひととき」を意識して習慣づけるのが、せめてもの対策かもしれません。

心の病は世界共通

　心の病をかかえているのは何も日本人だけではありません。中国では急速な経済発展でどんどん豊かになっていく一方、心を病む人たちが急増しています。経済発展の急成長によって貧富の差が開いてきたことや社会でのさまざまな競争が深刻化してきたことからストレスを抱える人が増えており、多くの人びとが心のやすらぎを失いつつあります。一人っ子政策の弊害や高齢化社会の問題も影響して、高齢者のうつ病発症率は若者に比べて高いといわれ、急激な社会の変化も関係して、うつ病患者は推定で3000万人にも上るという調査結果が出ているのです。

　また、韓国でも自殺者やうつ病患者が増加傾向にあります。これは1997年の通貨危機以降のリストラによる失業、就職難や生活苦、両極化と呼ばれる格差拡大などの社会的なストレスによる重圧が原因とされています。韓国統計庁が発表した2005年の死因統計によると、自殺の多いことで知られるハンガリーや日本を

上回り、経済協力開発機構（OECD）加盟国の中で最悪という記録が2年連続となりました。『朝鮮日報』は20代から30代の自殺者の急増は生活苦や就職難、高齢者では金銭的問題、孤独、病気が主な原因だと指摘しています。韓国国会保健福祉委員会の資料によると、うつ病患者の3分の2は女性が占めているそうです。

　このように、心の病は社会の構造や国家の経済状況と密接に関わっているのです。

脳そのものを癒さなければならない時代

　現代の社会全体には厳しい労働条件による過労、人間関係を端緒とする心理的トラブル、機械相手のテクノストレス、大気・水・食物の汚染や地球温暖化などの環境悪化といった多種多様なストレス要因が蔓延してきています。

　パソコンや携帯電話がないと仕事にならない昨今では、ＩＴ化による頭脳労働に変化してきたことから生じるさまざまな症状も増えています。これらのＩＴ機器を長時間使用することから起きてくるのが、手の指や手首に痛みやしびれが起こる反復運動過多損傷（はんぷくうんどうかたそんしょう）です。手や肩や腰も、温めたりほぐしたりすることによって痛みがなくなればいいのですが、筋肉のこわばりをほぐしただけでは体の芯からの疲れが解消できないのが現代人のやっかいなところです。

　また現代人の悩みには睡眠に関することも挙げられます。近ごろ増えているのが、寝つきが悪い、夜中に目覚める、早朝に目覚めてしまう、寝た気がしないといったさまざまな睡眠障害に関する悩みです。とくに夜中に目覚めてしまう人が増加傾向にあります。これは緊張や不安などのストレスを抱えている時や、仕事に対する重責や過剰労働などのさまざまな理由から起こります。眠

れない状態が長引くと、睡眠のリズムに乱れが生じて神経は確実に磨耗されていき、神経系の正常な働きを阻害してしまいます。そして、精神不安からやがてうつ病へ移行するというケースも増えているのです。

　そのようなことからも、心身の状態を左右する脳そのものを癒すことが重要な時代といえるのです。現に、脳が緊張して頭皮が張りつめた状態の人がいかに多いことでしょうか。筋肉は収縮と弛緩を繰り返して機能しているため、緊張によって収縮が続くと徐々に体が硬くなって老化が進みます。それ以上に問題となるのが、あらゆる神経系の中枢である頭脳そのものへの多大な悪影響です。頭皮にゆるみがない状態は人体の生命活動システムが円滑さを失って、血液とリンパの循環が悪くなりホルモンの分泌が滞るなど、体のあらゆる部分で支障をきたし始めているサインともいえます。つまり、自動車のハンドルに遊びがないとスムーズな運転ができないように、人間の体がすこやかな生命活動を営めなくなっている状態です。

　長時間同じ姿勢でパソコンを使用することや、休憩をとらずに長時間車の運転を続けること、猫背や頬づえをつくなどの姿勢の悪さからも筋肉疲労が生じてきます。その結果として肩や首のコリ、腰痛、眼精疲労やドライアイ、頭痛、とくに女性は冷え性、生理不順、生理痛などで悩まされることが多くなり、うつ症状や心身症で悩む人や頭の疲れを訴える人が年々増加傾向にあります。

　単なる筋肉のこわばりであれば軽い運動によってリフレッシュできますが、頭脳疲労によって起きている硬直は何よりも脳そのものをリラックスさせる必要があります。まずは脳に十分な休息を与え、鎮静化させてから活性化させること。そうでなければ脳がいつもオーバーワークになって、頭皮の緊張もほぐれないのです。

● CHAPTER Ⅰ　ストレスを取り除くメンタルケアの必要性

　暮らしにくい世の中に生きていると、思いもしない問題に遭遇することがあります。自分だけでは解決できない問題を抱えてしまい、不安や心配がつのってくるとひとりでは処理しきれなくなることがあります。そうなると何かにすがりたいという依存心が起き、苦しい時の神頼みとしてつい占いなどに頼りたくなります。もちろん頼る気持ちもわからなくはありませんが、「宿命は神様が決めたものであるから変えられない。しかし、運命は自分で切り開くことができるものである」とよくいわれるこのシンプルな法則を素直に受け止めさえすれば、もう余計に悩んで自分で自分を疲れさせることは無用になるのではないでしょうか。とはいうものの「言うは易く行うは難し」ということわざがあるように、口で言うほどそう簡単に実行に移せるものではないでしょう。だからこそ、まずメンタルケアによってストレスという重荷を外し、自分の今後の歩むべき道や将来を思い描くことが大切になってくるのです。

　明るい未来のイメージを描いた情報を指令センターである脳へ伝達させましょう。そうすることで、自分の道を切り開いて進むことができたなら、きっと自分らしく生きる価値を見いだせることでしょう。そして自分自身を見直し、生活を見直し、世の中のあり方を見直してみる必要性を感じとってください。

体と心の声を聞いてあげよう

　日本人女性の平均寿命は、いまや世界トップの座をゆるぎないものにしています。老後は何の心配もなく、健康で過ごすことは誰もが望んでいることです。しかし、金銭面だけが潤っても、体の身動きが思うようにとれないのでは楽しい老後とはいえないでしょう。老化によってだんだん足が弱っていき、体の自由がきか

なくなってしまうことは避けられない現象なのです。

　たとえば、大腿部の骨折によって寝たきりになってしまったら、筋力が衰えて歩くことができず、脳へ伝わる刺激が少なくなってしまい、これがもとで認知症となる恐れがあります。だからこそ、何よりも健康であることがいちばんといえるのです。

　基本的に体が健康であれば心も健康であり、心が健康であれば体も健康であるという法則が成り立ちます。心と体がどちらも健康な状態が理想的で、それは日頃のちょっとした心がけ次第で得られます。疲れたなと思った時や痛みを感じている時は、自分の心と体に耳を傾けて「自分の体は何を必要としているのか」「どのようなことをしてもらいたいのか」と自問自答してみませんか。疲れや痛みがあるということは、体内のバランスが崩れているサインなのではないかと自覚することができると病の早期発見や早期改善につながります。それらを意識して行うことで治癒力を高めて免疫力の低下を防ぎ、薬や病院に頼らなくても病気予防や健康を維持することができるはずです。

　しかし、疲れがいつまでたっても抜けない、食欲がわかない、眠れないといったような体の不調が長いあいだ続いて気が晴れない状態になっているのであれば、うつ状態になっている可能性もあります。加えて何もする気になれない、どうでもいいというようなマイナスの心理が絡んでくると、うつ病の心配もでてきます。

　心配事の原因になっている嫌なことや苦しいことから目を背けて、できる限り見ないようにしていればそれで済むと思われるかもしれません。しかし、見て見ぬふりをしているだけでは何の解決にもならないのです。現実の問題を傍観したままでいるのではなく、問題と真摯に向き合っていかなければ、いつまでたっても堂々巡りの状態から抜け出せなくなります。

　なぜ、マイナス思考の悪循環に陥ってしまうのでしょうか。考

CHAPTER I　ストレスを取り除くメンタルケアの必要性

えられる理由は、その人が生まれ持った体質、生まれ育った環境、取り巻く人間関係、ライフスタイルの違いなど、実に多くの先天的なものと後天的な要因が複雑に重なり合って、どうしてもマイナスゾーンに引き寄せられてしまうからのようです。よく例として挙げられるのが、グラスに水が入っているのを見て「もうこれしかない」と思うか、「まだこれだけある」と思うかの違いです。「残りが少ない」と考えて自分から不安を引き寄せて落ち込んでしまうのか、「まだ大丈夫！」と前向きに明るく考えることができるのか、この考え方の違いがその人の生き方にまで影響してくるのです。そんなことはわかっていると頭では理解できていても、実際にはやっぱり難しいものです。人はそう簡単に考え方を変えられるものではありません。

　しかし、いつまでたってもマイナス思考を捨て去ることができなければ、体のあちこちに不調をきたしてしまいます。心が悲鳴をあげているのに救ってあげられなかったならどうなってしまうでしょうか。そのことに気づかないまま、体や心の叫びを無視して過ごしている人たちがたくさんいます。だからこそ自分の体に注意深く耳を傾けてみませんか？　目に見えない体内にこそ耳をそばだてて、体と対話してみてはいかがでしょうか。体内で起きていることは体外にもサインとして届いているはずです。体の内なる声をしっかり聞き取ろうとしてあげてください。心と体は絶えず密接につながっているので、体からエネルギーが奪われてしまうと心のエネルギーも枯渇してしまいます。いつも快適な状態でいるには心と体に対して意識を向ける必要があるのです。

　今の時代は多種多様なストレスがあふれています。真に満ち足りた幸せや快適な生き方を得るために、見失った自分らしさを取り戻して、生きる喜びを見いだしていただきたいと思います。そのためには、狭い価値観にしばられないことも大切です。人の心

のあり方や感情には個人差があります。たとえ親子であっても、夫婦であっても、個の違いがあることに早く気づくべきです。人は一人ひとり違う個性を持っていることを尊重しなければなりません。そして、自分自身を冷静に見ることを心がけて不足している部分を見直すことができれば、人間性が大きくなった自分に出会えることができるでしょう。

病気の8割はストレスが原因

　がん、高血圧症、糖尿病、うつ病などに誰もがかかりやすくなる時代になってしまいました。こうした病気の原因にはストレスが大きく関わっています。病気の80％はストレスから発症しているともいわれているほどです。

　現代社会において日々ストレスを受けることは避けられないので、いかにストレスを翌日に持ち越さず、その日のうちに上手に解消できるかが問題になってきます。それがうまくできる人はがんなどの生活習慣病だけではなく、うつ病や他の疾病にもかかりにくいといわれています。

　ストレスをスムーズに処理しきれない状態になってしまうと、最初に疲労を感じてきます。ストレスによる症状としては、首や肩のコリ、頭痛や不眠など身体面にあらわれるものと、イライラやゆううつな気分など精神面にあらわれるものがあります。そのような日頃のストレス解消法としては、質の良い睡眠、心と体の休養、運動、入浴、ビタミンＣやカルシウム、ビタミンＢ群などの栄養補給が挙げられます。

　首や肩にコリや痛みを感じているならば、日常生活での姿勢を見直してみましょう。パソコンやテレビの前の姿勢はどうなっていますか？　前かがみ、頬づえ、横座りはすべて骨のゆがみにつ

CHAPTER I　ストレスを取り除くメンタルケアの必要性

ながります。背骨は小宇宙の中心に例えられ、全身の神経が出入りする場所で、老化現象やビタミン欠乏により45歳を過ぎた頃から衰え始めてきます。背骨は若さと活力の元といわれるように、まっすぐに保つことで神経の圧迫を防いで免疫疾患の症状を軽減し、健康的な生活を送ることにつながります。肩や腰のコリがひどくなると、首や後頭部のコリや痛みにまでつながり、頭痛や眼精疲労、顎(あご)の痛みや耳鳴りまでも引き起こしてしまいます。しびれやむくみ、けいれんや吐き気といった症状があらわれることもあります。手足のしびれや肩こりは、首の頸椎(けいつい)が圧迫される頭部(けいぶ)変形性脊椎症(へんけいせいせきついしょう)からきている可能性もあります。身体的な疲労は精神面にも悪影響を及ぼしてしまいますから、近ごろ怒りっぽくなったという場合などは心身が疲弊したために忍耐力が衰えてきた可能性もあります。

　女性が更年期を迎える頃には卵巣の機能も次第に弱まってきて、ホルモンのバランスが大きく崩れることから頭痛や不眠、疲労感やイライラなどのさまざまな不定愁訴があらわれやすくなります。他にも冷えやのぼせなど、血行不全によって起きるさまざまな症状もありますが、その原因のひとつに精神的な影響によるものがあります。

　これまで更年期障害は女性特有のものとされていましたが、最近では女性のみならず男性の更年期障害も問題になってきています。原因はホルモンとの関係のほか、ストレスも関わっています。ですから、更年期を楽に過ごすためにはストレスをためないことが極めて大切になってくるのです。ストレスを感じやすい人は人間関係に敏感で、神経を使い過ぎて些細なことで気に病む傾向があるようです。必要以上に悩まず、気楽に自然体で過ごすようにできればもっと楽になるかもしれません。そのためには日頃から脳をしっかり休息させて、頭の中をいったん空っぽにしてから活

性化することが重要です。

　また、中年時代に趣味を持っていない人や運動をしない人は、70代、80代になってから認知症になってしまう危険性があるともいわれています。そうならないためには、仕事をするオンの時間と、仕事以外の自分を生かすプライベートでのオフの時間の双方を持っておくことが認知症防止の秘訣になるかもしれません。

人生最大のゴールへ向かって

　精神的ストレスを抱え込んでしまう人に多いのは「○○ねばならない」という価値観や信念を持っていることです。「人生とはこうあらねばならない」と決めつけて、変な呪縛にとらわれている人が多いように思います。でも「人生とはこういうものさ」と気楽に考えたほうが、余計に自分を追いつめなくてすむことが往々にしてあります。

　私たちは肉体、精神、感情を持ち合わせています。精神は心や心の働きを指し、感情は喜怒哀楽などの気持ちを指します。喜怒哀楽の感情をあらわすには精神状態が影響します。ですから感情表現がうまく発散できないと肉体がむしばまれることにつながるのです。これらがスムーズに相互作用してさえいれば、愛と思いやり、寛容さを持つことができるようになります。

　気楽にやろうよということは「喜楽」につながり、喜びと楽しさを持ち合わせてこそ気楽さや人を許す心が生まれてきます。それに対して、物事を硬い思考で価値判断すると「怒哀」につながります。理想と現実のギャップが大きいと、怒りがたまり、落胆や悲哀も生じてきます。これがストレスとなるとさらには心までも硬直させてしまいます。怒哀はほどほどに、もっと喜楽に生きてみませんか？　そのためには「喜楽に生きていこう」と自分の

CHAPTER I　ストレスを取り除くメンタルケアの必要性

　脳に指令を伝えて言い聞かせましょう。すると少しは楽になる受け止め方ができるようになるかもしれません。要するに達観するか悲観するか、この違いによって次にステップアップするゴールが見えてくるのではないでしょうか。
　「人間は何のために生まれてきたのか」「人生とはどうあるべきか」などと、議論されることがよくあります。どんな意味づけをするにしても、人生のゴールはまさに死を迎えることであることは誰もが否定できない事実です。人間は誕生した瞬間から老化が始まり、その老化が終末を迎え天寿をまっとうするまでこの世に生かされているのだと思います。現世で起きる喜びや楽しみ、悩みや辛さなどの修行をしているプロセスこそが「人生の意味」につながるのではないでしょうか。人生の各ステージの中で、仕事を大成させるゴールや女性として成就するゴールなど、その時のいろいろなシチュエーションによって数々のゴールが存在しています。そのようなバリエーションに富むさまざまなゴールを人それぞれに経験しながら修行を完結させるという最大のゴールへ向かうために、私たちは生かされているといえるでしょう。

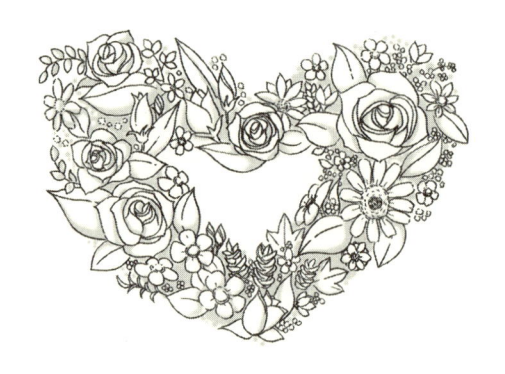

CHAPTER II

現代人の脳は癒されたがっている

● CHAPTER II　現代人の脳は癒されたがっている

脳はすべての指令センター

　脳の構造について説明に入る前に、まず「脳」という漢字について考えてみましょう。旁（つくり）の部分の「ツ」という形は髪の毛を、「凵」は頭蓋骨を、「メ」が中身をあらわしていることから成り立っている漢字です。偏は「肉月」といわれ、肺、腕、脚など人体に関する漢字によく用いられています。このように、体の部位をあらわす漢字に肉月が多く使われているのは人間の生理リズムが月の周期と同じであることや、太陰太陽暦がそのリズムに合っていることを示しているからだといわれています。昔の人は自然のリズムと人間の生理リズムが密接につながっていることをよく理解していたわけです。

　とりわけ、脳は人体の中で最も重要な器官になります。人体の指令センターとして、すべての機能をスムーズに働かせるために全身へ指令を伝達しながら臓器を支配し、心の働きや感情まで心身両面をコントロールしているからです。

　それでは、脳の構造について簡単に説明しておきましょう。

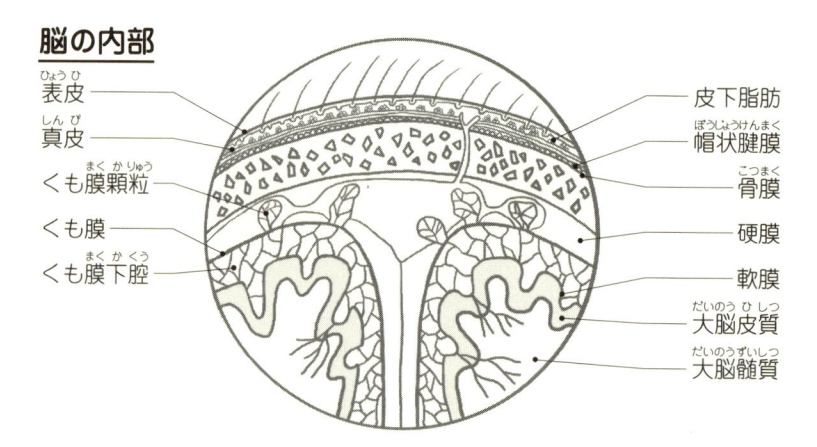

脳の内部

表皮（ひょうひ）
真皮（しんぴ）
くも膜顆粒（まくかりゅう）
くも膜
くも膜下腔（まくかくう）

皮下脂肪
帽状腱膜（ぼうじょうけんまく）
骨膜（こつまく）
硬膜
軟膜
大脳皮質（だいのうひしつ）
大脳髄質（だいのうずいしつ）

脳は外側から、硬膜・くも膜・軟膜の三層からなる脳膜で包まれています。くも膜と軟膜の間には透明な脳脊髄液が満ちていて、脳は頭蓋骨の中で浮いた状態になっており、柔らかい脳は硬い頭蓋骨で守られています。

脳は主に脳幹、大脳、小脳という3つの器官から成り立っています。脳幹は、脳のうち大脳半球と小脳を除いた部分で、間脳（視床・視床下部）・中脳・橋・延髄から形成されています。脊柱のすぐ上に位置し、左右一対の大脳半球に挟まれていて、心拍・呼吸・血液循環・代謝などの生命活動を維持するのに必要な中枢として機能しているので、「生命中枢」とも呼ばれます。脳幹には脳と全身をつなぐルートが集合していますが、この器官には感じとったり、考えたりする働きはありません。また、脳幹は脳の中で最も原始的な部分であり、母親の子宮の中で胎児の体が形成されるとき最初につくられる器官でもあります。

大脳は表面に多数の溝があり、重さは約800グラムで脳幹の上に位置しています。左右一対の半球からなり、脳梁と呼ばれる2億本の神経線維の束が左半球と右半球をつないでいます。大脳半球は大きな溝によって分けられ、前頭葉・頭頂葉・後頭葉・側頭

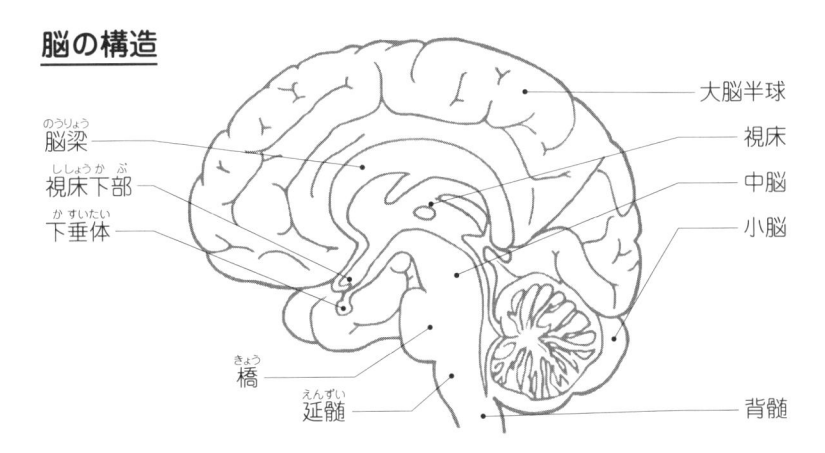

脳の構造

- 脳梁（のうりょう）
- 視床下部（ししょうかぶ）
- 下垂体（かすいたい）
- 橋（きょう）
- 延髄（えんずい）
- 大脳半球
- 視床
- 中脳
- 小脳
- 脊髄

葉と区分されています。

　小脳は脳幹の後ろに位置し、ほぼ楕円形で脳全体の約1割の重さです。主として姿勢や平衡感覚など運動のプログラミング機能を担っています。小脳は精神機能に関与していることによって、メンタルな能力の可動性が注目されています。

　脳幹のまわりをドーナツ状に取り囲んでいるのが大脳辺縁系です。進化の過程で最初に大脳辺縁系があらわれて、その後に大脳新皮質が出現しました。したがって霊長類や人間は大脳新皮質が著しく発達して巨大化しているために、辺縁系を「古い脳」、新皮質を「新しい脳」と呼んでいます。また、辺縁系は感情や情動を支配しているために「情動脳」、思考分析や情報記録などの知的活動を司っている新皮質は「知性脳」「理性脳」ともいわれています。

　大脳皮質は脳の容積の80％を占め、人間の進化の過程で最も古い「旧皮質」、その次に古い「古皮質」、新しい「新皮質」に分類されています。大脳辺縁系をおおうように位置しているのが大脳新皮質です。専門家が脳というときは大脳のことで、厳密には大脳の表面をおおっている2.5～3.0ミリメートルの厚さの大脳新皮質を指します。学習・感情・意志など高等な精神作用や知覚・言語・随意運動などを支配していて、人間が人間らしくあるための特質と知能のほとんどを司っています。外界からの刺激や情報を取り入れて、それに対する適切な反応を行動として起こすために、最も重要な役割を担っているのが大脳新皮質なのです。

20代をピークに萎縮し始める脳

　脳全体の重さは体重のおよそ2％で、男性の脳で1350グラム、女性の脳は1250グラムが平均とされているとても小さな器官です。

脳の中には約1000億個以上の神経細胞があり、20歳をピークに毎日10万個死んでいくといわれています。したがって脳の重さは20代後半から30代頃にピークを迎え、その後は歳を重ねるごとに萎縮し、40歳から50歳以降は10年ごとに2％ずつ軽くなっていきます。脳の萎縮は神経細胞が減少することによって起きるので、加齢によって誰にでも起こる現象です。研究者によると脳の老化には男女差があって、女性よりも男性のほうが前頭葉や側頭葉の萎縮が強くあらわれるといわれています。萎縮する部位としては、前頭葉・側頭葉・海馬（かいば）などが挙げられます。

前頭葉は、新皮質の中心溝（ちゅうしんこう）と外側溝（がいそくこう）によって囲まれた前方部に位置しています。意欲・思考・創造など高次精神機能（こうじせいしんきのう）と関連しているので個性をあらわし、心を創りだしている重要な器官です。知識、経験、イメージなどを活用して、判断する、やる気を起こすなどすべての行動プログラミングを担っています。

側頭葉は新皮質の左右側面に位置する外側溝下方にあり、言語・記憶・聴覚などに関連する中枢部の役割を担っています。

断面の形がタツノオトシゴに似ていることから名づけられた海馬は、大脳辺縁系の古皮質に属する部位で、本能・情動・記憶を

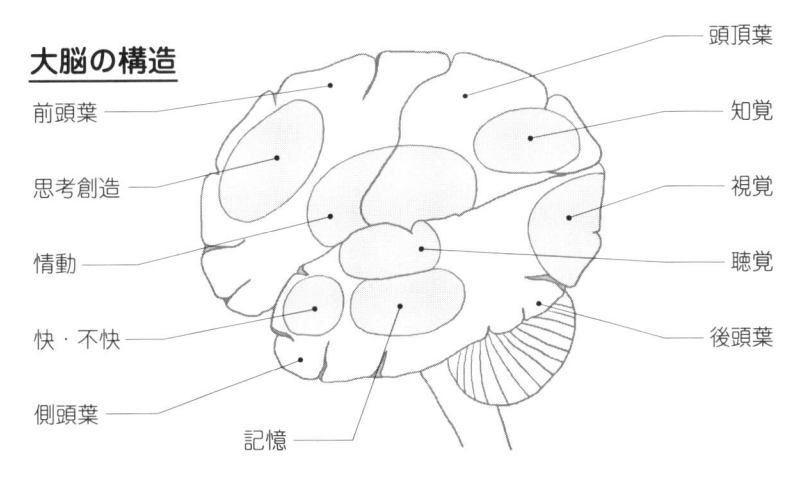

大脳の構造

- 前頭葉
- 思考創造
- 情動
- 快・不快
- 側頭葉
- 記憶
- 頭頂葉
- 知覚
- 視覚
- 聴覚
- 後頭葉

担っています。この部位には最近の出来事を記憶して重要なものを脳の各部分へ伝達する役割があり、種族維持のためにお互いを思いやる感情にも関係している大切な器官です。海馬は80歳になるまでにピーク時の20～30％の神経細胞が死滅するといわれており、この神経細胞の衰えが認知症につながっていきます。

脳は「医学の祖」といわれるヒポクラテスの時代から医学的解明が行われ、多くの学者や研究者によって徐々にメカニズムが明らかにされつつあります。しかし、未だに解明されていない部分が多いのは、脳が極めて複雑な構造を持っている部位だからです。

快・不快、好き・嫌いも脳の働き

一般的に「あの人は頭がいい」などという場合は大脳皮質のとくに新皮質の働きを指す場合が多いのですが、より古い脳である大脳辺縁系の働きもとても重要です。なぜなら、大脳辺縁系は本能や五感を司り、ストレスのセンサーとなる快・不快や好き・嫌いなどの反応に関わっているからです。

大脳辺縁系の中にある扁桃体(へんとうたい)は直径が約1.5センチメートルのアーモンド型をした核の集まりです。脳幹の上部に左右ひとつずつあり、五感や内臓感覚などすべての感覚が集中します。嗅覚は嗅球という嗅覚系の神経線維を通って扁桃体へつながり、視覚、聴覚、味覚などは知覚信号を処理する視床や大脳皮質の感覚連合野で統合されてから扁桃体に集まってきます。また、のどや胃腸などから得られる内臓感覚は主に迷走神経(めいそうしんけい)(運動・知覚・副交感神経線維を含む混合神経)を通って扁桃体に送られてきます。その扁桃体には、快と不快や好きと嫌いを決定づける役割があります。また、食欲と性欲という人間の二大本能の中枢部分でもあり、記憶にも関わっています。扁桃体から送られた信号は視床下部へ

伝わって情動行動を起こします。情動とは、喜び、怒り、悲しみ、恐れのように一時的に湧き起こる急激な感情の動きです。視床下部は1立方センチメートルぐらいの大きさで、脳の中心に位置していて、心身のバランスをとる重要な役割を担っています。この部分で、好きなことは苦にならないが、嫌いなことはしたくないといった感情が生まれ、快の欲求が満たされない場合は不快感や怒りなどのストレスが生まれてくるのです。

　視床下部は体温調節や内臓器官の働きを統括している自律神経系と内分泌系（ないぶんぴつけい）を調節する役割を持ち、太陽の動きに同調して生体リズムを刻む体内時計の働きも担っています。自律神経系は、心拍数の増加や血圧を上昇させる交感神経と、内臓を調節して血圧を降下させる副交感神経から成り、内分泌系はホルモン分泌を行って体内のバランスを調整する働きがあります。そのため、過度のストレスがたまると自律神経系や内分泌系に支障をきたして心身のバランスが崩れてくるというわけです。

健康を左右する呼吸

　ここまでの説明でストレスと脳の関係についておわかりいただけたと思います。健康のポイントはずばり「脳に不快な感覚をため過ぎない」ことです。そのためにはストレスを上手に発散すると同時に、体の健康を維持することが大切です。体を健康に保つためには栄養、睡眠、運動などが不可欠ですが、「呼吸を意識する」ということも健康に良い影響を与えてくれます。それではまず、生命維持に欠かせない「呼吸」について考えてみましょう。

　人間は何も食べずとも、水分さえ摂取していれば60日くらいは生きていられるといわれています。しかし、呼吸はそのようにはいきません。空気のないところで生きていくことは不可能です。

CHAPTER II　現代人の脳は癒されたがっている

　「生きる」という言葉の意味は「息をする」という言葉からきており、長生きというのは「長息」からきています。それだけ、呼吸は命の源であり、心身の健康の基礎となるわけです。ところが、近年この呼吸を正しく行えない人が増えています。現代人はインターネットや携帯電話の普及により、瞬時にして多くの情報を得ることができるようになった反面、多くの人びとがそれらの情報に惑わされ、振り回されてストレスをためこむようになりました。情報や時間に追われながら日々生活していると、生命を司る呼吸にまで気が回らず無頓着になり、浅く短い呼吸になってしまいます。実はこの呼吸の仕方にとても大きな問題が潜んでいるのです。

　そもそも呼吸には肺呼吸と組織呼吸の2種類があり、肺の中で体外の酸素と血液中の炭酸ガスを交換するものが肺呼吸、各臓器や末端組織で毛細血管中の血液と細胞との間で行われるものが組織呼吸です。肺呼吸は外呼吸、組織呼吸は内呼吸ともいわれます。これら内外の呼吸を合わせ、酸素や炭酸ガスを中心とした気体循環と流れの過程を総称して「呼吸」というのです。

　生命の存続に大切な呼吸は、細胞のエネルギーをつくりだすための燃料の働きをしています。人体は細胞の集合体によってつくられているため、細胞が活動するためにはエネルギーが必要になります。細胞の中でそのエネルギーを生み出す働きをするのがミトコンドリアという小器官で、ミトコンドリアが栄養素を代謝するために必要とするのが酸素なのです。ミトコンドリアは呼吸によって取り入れられた酸素と食べ物から取り出された水素を反応させ、その際に発生するエネルギーを使ってＡＴＰ（アデノシン三リン酸）という物質を合成します。ＡＴＰは神経細胞が興奮したり、筋肉が収縮したり、肝臓が物質を合成したりする時に消費される物質です。このような仕組みを知ると、体の機能を正常に

働かせるためには呼吸を意識する大切さが理解できます。

脳をリフレッシュする正しい呼吸法

　前述したように、最近、「正しい呼吸」を行っていない人が増えています。正しい呼吸とは基本的に鼻呼吸ですが、無意識のうちに口呼吸になってしまっている人が増加しているのです。これが脳の酸素不足へとつながっていきます。

　鼻呼吸とは文字通り鼻から息を吸うことを指します。鼻から息を吸うことによって、鼻毛や粘膜がほこりや異物をキャッチして雑菌が排除され、空気が浄化されることにより、きれいな空気を吸うことができます。鼻の中にある鼻毛は空気清浄機のような役割を担う大切な存在なのです。

　口呼吸は口から息を吸っている状態です。空気を口から吸うことは異物や雑菌が呼吸器官を通ってストレートに肺まで運ばれてしまうことになります。異物を排除するための免疫力が機能しなくなるほど体内に雑菌が入りこんでしまうと、不調やさまざまな病気の要因になってしまいます。

　鼻呼吸を行うと1回につき0.7〜0.8リットルの息を吸うことができますが、口呼吸では0.3〜0.5リットルに減ってしまいます。このことからもわかるように、呼吸の仕方によって体内に取り入れる酸素の量に大きな差が生じることになります。

　口呼吸になっている最大の原因は鼻炎やアレルギー疾患などで鼻呼吸が困難な場合を除いて、口唇閉鎖力（こうしんへいさりょく）の低下だといわれています。口唇閉鎖力は乳児が母乳を吸う際に舌や口唇の力を鍛えることによって育まれますが、その吸啜（きゅうてつ）行為は脳組織の成長にも重要な条件になるといわれています。口呼吸になっている人は、意識的に鼻呼吸に切り替える必要があるでしょう。

ゆっくりとした鼻呼吸をするときれいな酸素が肺に入り、毛細血管を通じて体内で栄養素を燃焼させ、毛細血管から放出された二酸化炭素をスムーズに体外に排出できます。ところが不安やゆううつな気分になると、呼吸が浅くなって老廃物である炭酸ガスが血液中にたまり、血液を酸性に傾けてしまいます。血中酸素の量も少なくなって脳細胞の働きを低下させてしまうと、心身ともにダメージを受けてしまいます。

　「呼吸」という熟語は呼気と吸気の組み合わせから成り立っていて、呼気は体外に吐き出す空気をあらわし、吸気は空気を吸って体内に取り入れることをあらわしています。この文字の成り立ちからもわかるように、まず息を吐き出すことが呼吸の基本になります。息を長く吐き出して、それからたっぷり吸いこむことが大切になるのです。

脳幹・辺縁系・前頭前野の連携で脳がリフレッシュする

　呼気と吸気によって、収縮と拡張の2つのバランスが図られます。つまり、筋肉に対して呼気は弛緩刺激となり、吸気は緊張刺激となるので、正しい呼吸を続けていれば自然に自律神経のバランスが図られるようになるのです。

　あわただしい生活やストレス社会に生きている私たちは十分に息を吐き出していないことが多いので、意識的に呼気を行う必要があります。長く息を吐くと、副交感神経が優位に働いて高次脳神経機能を鎮静させることができ、さらに、深い呼吸によって生命活動を担っている脳幹にある受容器が刺激されると、セロトニン神経に伝達されて、感情の場である辺縁系とそれを支配する前頭前野に送られる過程でセロトニンが分泌されます。

　セロトニンは太陽光線にあたることでも分泌されますが、この

セロトニンが分泌されることによって、いらつきや不安などによる不快なストレスが軽減され、精神状態が安定します。うつはセロトニンなど脳内の神経伝達物質の異常と関係しているとみられることからも、呼吸と脳の関係はとても密接であることがうかがえます。つまり、脳幹・辺縁系・前頭前野の連携がうまくいっている時に脳がリフレッシュするのです。

　正しく呼吸することは、自律神経の交感神経と副交感神経の両方に作用して自己免疫力や自然治癒力を高めると同時に、精神を安定させて不安を解消し、ストレスに強い心と体をつくる手助けをしてくれます。ですから、普段から意識して鼻で息をすることが呼吸の基本であることを忘れないようにしましょう。

　息が詰まるとは、緊張のあまり息苦しくなって、正しい呼吸ができていない様子をあらわしています。まさに体内の酸素が不足しているという状態です。現に、簡単に息が切れて物事に長く耐えることができない脆弱な人が近年とみに増えています。息を凝らすあまり、息を止めて緊張状態が持続されると、当然のように頭や体のすみずみまで酸素は供給されません。そのような状態がさらに筋肉を硬直化させ、ストレスを増幅させてしまうのです。

　また、日常生活の中で、無意識に息を止めていることもあります。酸素を体内に十分取り込んであげなければ、脳は酸素不足状態に陥って脳の疲労度が増してしまいます。呼吸は精神の影響をもろに受けてしまうので、浅い呼吸や短い呼吸ばかりをしていると、最もダメージを受けるのは脳なのです。

　たまには息を抜いて疲れた頭を鎮めることや、息をついてホッとする気分転換の時間をとってみましょう。くつろぎのひとときを過ごせるように心がければ、心身ともに健康でいられるようになります。

脳をリセットする睡眠の働き

　心身の健康を維持・回復させるには、睡眠もとても大切な要素になります。暮らしの質が向上して豊かで便利になった日本は、24時間眠らない国といわれています。情報過多の社会になり効率化が進んで、時間に急かされる生活を送るようになったことから昼夜連続24時間社会になっています。そのため、子どもから大人まで生活スタイルが夜型化してしまったことで睡眠時間が削減され、快適な睡眠をとることができない人たちが増えているのです。人生の3分の1を眠って過ごす人間にとって、質の良い睡眠をとることができない状況は、身体的疲労だけでなく著しい精神的疲労をもたらします。

　そもそも睡眠はどのような役割を担っているのでしょうか。まず体を休めることが挙げられますが、睡眠の最大の目的は脳を休ませることにあります。脳は日中フルに活動しているからこそ、夜は眠らせてあげなければならないのです。

　日本睡眠学会では、睡眠の役割を次のように述べています。

　「睡眠は単なる活動停止の時間ではなくて、高度の生理機能に支えられた適応行動であり、生体防御技術でもある。とりわけ、発達した大脳をもつ私たち人間にとっては、睡眠の適否が質の高い生活を左右することになる。『よりよく生きる』ことは、とりもなおさず、『よりよく眠る』ことなのである。睡眠がうまくとれないと、大脳の情報処理能力に悪い影響が出る。睡眠不足のとき私たちが感じる不快な気分や意欲のなさは、身体ではなくて大脳そのものの機能が低下していて、大脳が休息を要求していることを意味している」

　このように、私たちは心地よい睡眠をとることで脳と体に休息

を与え、そして次の日からスムーズに活動できるパワーが湧いてくるのです。

　では、質の良い睡眠とは一体どのようなものでしょうか。次の3つの条件が挙げられます。
① すぐ眠りにつけること
② 熟睡できること
③ 目覚めがすっきりしていること

　これらを満たすことができると質の良い睡眠につながります。快眠できると、朝の目覚めが爽快でエネルギーが満ちあふれてきます。満足感が得られた睡眠は疲れた心と体を回復させ、健康維持と増進へ良い効果を発揮します。だからこそ、私たちには「脳へくつろぎを与え、体をリフレッシュさせる睡眠」が必要で、脳はそれを求めているのです。

　睡眠不足で体がだるく、なかなか意欲が湧いてこない——誰もが少なからずそんな経験をしたことがあるでしょう。体が疲れているからやる気が起きないと思っていませんか？　実は疲れているのは体ではなく、脳なのです。脳が疲れているために脳からの指令が送られず、エンジンが始動状態になっていないのです。これは、睡眠中に大脳の機能回復作業が十分になされていなかったことが原因です。

　脳には「眠らない脳」と「眠る脳」があり、眠らない脳といわれる脳幹は呼吸や心拍などの生命を維持させる機能で生命活動を司っています。一方、眠る脳といわれる大脳は感情や意識など人間活動としての重要な部分を司っています。このため、毎日十分に脳を休ませる必要があり、休息したあとで活性化させなければ、人間は人間としての正常な活動ができなくなってしまいます。私たちが活動している間は目や耳から常に情報が入るので脳は絶えずその処理に追われ続けていますが、睡眠中は外部からの刺激が

かなり遮断されるので、疲労回復作業や日中の活動で消費した脳内物質の補給作業がしっかりとできるのです。

脳の休息が不十分だと大脳の機能低下により不快感を覚え、これがやる気のなさや意欲の低下につながります。寝不足になると集中力の低下を招いて注意力が散漫になり、いらだちや不快感がつのっていくのは、脳内のリセットがうまくいっていない証拠といえるのです。

以上のことをまとめると、進化の過程で巨大化した脳へ休息を与えてオーバーワークを防ぐとともに、交感神経を適正なレベルに保ち、内分泌系や自律神経系などを介して体のメンテナンスを行っているのが睡眠といえます。

睡眠は脳というシステムにとって必要不可欠なプロセスです。したがって疲れた頭を鎮めるには、十分に睡眠をとって脳の疲労を回復させることが最も大切なことになります。また、睡眠状態の良し悪しによって心身の疲労度も知ることができることから、健康のバロメーターにもなるといえます。

睡眠にはリズムがある

ここでは、睡眠のリズムについて簡単に述べてみます。睡眠には、体は寝ているのに脳は起きている状態の浅い眠りを指す「レム睡眠」と、脳も体も深い眠りに入っている状態の「ノンレム睡眠」の2種類があります。レム睡眠は1953年に発見され、Rapid Eye Movement（急激な眼球運動）の頭文字をとって、ＲＥＭ（レム）睡眠と名づけられました。

通常、私たちが眠っている間はレム睡眠とノンレム睡眠のふたつを1単位とした90分の周期（サイクル）が交互に繰り返されていて、どちらの睡眠も人間が生きていく上で重要な役割を担って

います。この1サイクルを数回繰り返した後、浅い眠りの状態の時にすっきりと目覚めることができれば熟睡できたことになります。最低でも4サイクルの繰り返しがあれば快眠につながるといわれていますし、肌と体にとっては5サイクルの繰り返しが理想的な睡眠であるとされています。

　レム睡眠中は多くの場合、夢を見ているようです。この時に必要な記憶を定着させて、不必要な記憶は取り除くという記憶の整理がなされていて、大脳皮質が活性化され豊かな発想を生み出す手助けをしています。一方、ノンレム睡眠中は大脳皮質の機能を回復させている状態です。

　睡眠時間は、新生児や乳幼児のように長時間の睡眠をとらなければならない時期から成人になるにしたがって短縮されますが、年齢や個人によっても違ってきます。しかし、社会人ともなるとプライベートの時間が追いやられてしまうほど勤労時間に拘束されて、睡眠時間が確実に短くなり、寝る時間を思うように確保することができないという悩みを生じることがあります。このような生活環境のゆがみが、さまざまな睡眠障害を引き起こす要因となってくるので注意が必要です。

生物時計は成長ホルモンを促す

　睡眠に障害があると、生物時計の働きも狂ってきます。生物時計の中枢は視床下部の視交叉上核(しこうさじょうかく)にあり、そこを破壊された動物は規則正しい睡眠と覚醒リズムが完全になくなってしまうといわれています。

　私たち人間の生物時計は胎児の脳の発達とともに作動し始めます。人間の場合、受精卵から胎児となり、発育していく過程で赤ちゃんの頭脳がどんどん成長していきます。赤ちゃんの脳は神経

回路の構築が進んでいくにつれ、持って生まれた体内の生物時計が作動します。

　生物時計は体内時計ともいわれ、生物が生まれつき備えていると想定される約24時間周期の概日リズム（サーカディアンリズム）や光周期性などの時間測定機構です。昼夜のリズムを刻んで、睡眠と覚醒を繰り返すリズムとして、地球の自転にともなう昼夜のリズムに同調し始めます。

　子どもの頃から昼夜のリズムに合わせた規則正しい睡眠と覚醒が重要になってくるのは、この体内時計を正常に機能させるためです。「寝る子は育つ」といわれているように、体内時計に沿った睡眠と覚醒リズムを繰り返すことによって、成長ホルモンが十分に分泌されるようになります。成長ホルモンは細胞の修復、たんぱく質などの代謝促進、皮膚の細胞分裂を促進するのに必要不可欠なホルモンです。脳下垂体が成長ホルモンを分泌する時に睡眠を必要とし、深い眠りに入っている時に盛んに分泌が行われます。

　また、肌の再生を促進するメラトニンという成長ホルモンも、睡眠中に多量に分泌されます。午後11時から午前2時の間に深い熟睡状態に入っていると、最も効果的に分泌されるといわれています。このホルモンは抗酸化物質の一種で、日中に受けたダメージの修復作業を睡眠中に行ってくれます。肌が荒れてしまったと感じるのは、睡眠不足によってホルモン分泌が少なかったこととも関わってきます。ですから、肌の調子が気になる方はこの時間帯に睡眠をとることをお勧めします。

心や体の病と睡眠障害

　体内時計に沿った睡眠と覚醒のリズムは、どれだけの睡眠時間

を必要とするのでしょうか。実は睡眠時間には人それぞれに個人差があり、年齢や生活環境などからも違ってきます。乳幼児期には12〜16時間の睡眠時間を必要としますが、成人になると7時間ほどになってきます。

　睡眠障害は、とくに中高年以降の世代に多く見受けられます。世界的に見ても、更年期以降になると睡眠障害で悩むケースが多くなるといわれ、この理由のひとつとして、閉経したことによる女性ホルモンバランスの崩れが挙げられます。また、生理などで黄体（おうたい）ホルモンの分泌が盛んな時に眠気が高まります。

　睡眠障害は大きく分けると、不眠・過眠・睡眠随伴症（すいみんずいはんしょう）・概日リズム性睡眠障害の4種類になります。睡眠障害の中で圧倒的に多いものが不眠症です。

　多くの人が悩む不眠とは、健康な生活を送る上で量的にも質的にも良い睡眠がとれなくなった状態をいいます。不眠症の原因となるものには、4つの要因が挙げられます。まず、騒音・室温・湿度・気圧・光などの環境要因。次に、タイムラグ・夜ふかし・夜勤・早朝勤務・育児などの生活要因。そして、痛み・かゆみ・咳・下痢・夜間頻尿・空腹などの身体的要因。最後に、心配・不安・ショック・ストレスなどの精神的要因となります。

　ひとくちに不眠症といってもさまざまで、持続期間の型で分類すると、一過性不眠・短期不眠・長期不眠の3種類に分けられます。一過性不眠は1〜7日間ほど続く不眠、短期不眠は3週間以内の不眠、長期不眠は4週間以上持続する不眠をいいます。

　不眠症には入眠困難・中途覚醒・熟眠障害・早朝覚醒などのタイプがあり、中でもいちばん多いのがストレスや生活環境が原因となる精神生理性不眠です。物事をくよくよ考え込んでしまう人や気が小さい人に多いようで、気がかりなことがあると延々と思考をめぐらせ、寝つかれずに悶々とした時間を過ごしてしまいま

す。人間関係や仕事について心配なことがあると、それらを深く考えてしまうことから脳が覚醒し、眠りの世界に入っていけなくなるのです。

　また、旅行先のホテルで枕やベッドが変わったことによって眠れない人もいます。通常使用しているものと違う寝具類や宿泊環境にとまどって神経質になってしまうことがありますが、実際には眠っている神経質性不眠もあります。

　中途覚醒は夜中に目が覚めてしまい、その後すぐに眠りに入れず、しばらくのあいだ寝つけない状態をいいます。物音で目が覚めることやトイレに起きることについては何ら問題はありません。しかし、怖い夢を見たことなどが原因でたびたび睡眠リズムが乱され、浅い眠りのまま朝を迎えてしまうために不快感が残ることや、眠りたいのに眠れないうつ病性不眠などの場合には、多少なりとも問題があります。これは仕事や人間関係において長期的にストレスを感じている人や、気が小さくて落ちこみやすい性格の人に見られる不眠の症状です。中途覚醒が長期間続いているのであれば、ストレスがたまり過ぎている重症状態といえます。このような場合はストレスの原因となるものを解決しない限り、なかなか解消されません。

　熟眠障害は、アトピー性皮膚炎などのアレルギー疾患によりかゆみが起こって熟睡できないことや、睡眠時無呼吸症候群やむずむず脚症候群によって寝つかれないために眠りが浅く、熟眠感が得られない状態をいいます。

　早朝覚醒は通常の起床時刻よりも早くに目が覚めてしまい、もう一度寝ようとしても眠れなくなってしまう状態を指します。睡眠の老化のはじまりは35歳からといわれているように、若くても老人性によるものと、うつ病の初期症状であらわれるものもあります。また、就寝前にコーヒーや緑茶などのカフェインを含む

飲み物をとったり、刺激のある食品を食べたりすること、推理や恋愛もののテレビを見ることや本を読むことも不眠の原因となる場合があります。

　この他にも、うつ病・神経症・統合失調症などの精神疾患や、脳血管障害・脳動脈硬化症・アルツハイマー型認知症などの脳疾患、高血圧症などでも不眠になりやすいといわれています。

　このように、不眠は単に体の疲労だけが関連しているのではなく、精神的な緊張による心の疲労やさまざまな疾病が原因となって起こることがあります。睡眠障害の兆候が見られたら、脳を休める習慣をつくり、しかるべき医療機関などに相談しましょう。

脳とつながっている「第二の脳」の働き

　脳の過度の緊張は、「第二の脳」と呼ばれる消化器にも悪影響を及ぼします。消化器は外部との境界を成していて、外部からのエネルギーや情報の伝達を自律的に処理するシステムとして働いており、消化器の状態が心や体に大きな影響を及ぼすことがわかっています。このようなことから、消化器系神経の研究者であるガーション博士は消化器を「第二の脳」と呼びました。

　人体の中でも、非常に精密で最大の免疫器官といわれているのが腸管です。腸管の長さは約7メートルで広げるとテニスコート1面分にもなります。そこには消化吸収作用を行う細胞とともに神経細胞も多数存在し、脳以外に分布している神経細胞の約半分が腸管にあるといわれています。免疫系に関しては、全身のリンパ球の60％以上が腸管に集中し、抗体全体の60％は腸管でつくられています。また、腸の中にいる腸内細菌は進化の過程で最初にあらわれた生物と考えられていて、約100種類の菌が100兆個も存在していますが、その種類や数は人それぞれに異なります。

CHAPTER II　現代人の脳は癒されたがっている

　細菌にとって、口や胃、十二指腸は生き残る環境となり、小腸や大腸は増える環境となります。消化されずに大腸まで送られてきた食べカスは、腸内細菌のエサとなります。胃は胃酸によってpH2くらいの強酸性環境ですが、大腸はpH4くらいの弱酸性環境になっています。温度も体温に近いため細菌が増殖するには最適の場所となりますが、排泄されないまま腸内に長い間たまっていた宿便（毒素）があると腸内環境が悪くなってしまうことから、ビフィズス菌や乳酸菌などの「善玉菌」が減ってしまい、大腸菌・ウエルシュ菌・ブドウ状球菌などの「悪玉菌」が増えてしまいます。悪玉菌が増え過ぎた腸内の汚れは免疫力の低下を招くため、さまざまな病気の原因となる危険性があり、反対にきれいで健康な腸内環境は免疫力を高めるのでからだ全体の健康につながります。

　以上のことから、腸の健康の鍵を握るのは尿や便の排泄作用といえるのです。女性に多くみられる便秘は腸の蠕動運動（ぜんどううんどう）がうまく働かず、腸内に便がたまってしまうために起こります。便秘が長く続くと腸内で発生した毒素が血液を汚してしまい、この汚れた血液が体内を循環することで細胞の新陳代謝が低下し、正常な働きができなくなってしまいます。その結果、自律神経系や内分泌系、免疫系などのシステムが乱れ、さまざまな病気を誘発してしまいます。腸内がきれいであれば、免疫機能は正常に作用してホルモンや自律神経のバランスは保たれます。このようなことから「病気治療の根源は腸にある」といわれているのです。それだけ健康を左右する腸は、脳の状態とも密接につながっています。

　本来、免疫系とは外部から入ってくるものをすべて取り除くシステムで、免疫機能の低下はストレスによって引き起こされることがあります。ストレスを受けると脳からさまざまな神経伝達物質が放出され、リンパ球に直接作用して働きを弱めてしまいます。同時にストレスは自律神経の働きを低下させ、腸にも悪影響を及

ぼします。大腸は自律神経にコントロールされているため、過度な緊張を感じストレスが過剰になると、自律神経のバランスが崩れて腸の働きがスムーズに作動しなくなり、便秘や下痢などの過敏性腸症候群を引き起こして、免疫力が低下してしまいます。

　このように、消化管はとくに敏感な部位で、ストレス耐性に弱い部分です。まさに脳と腸は一蓮托生といえるでしょう。

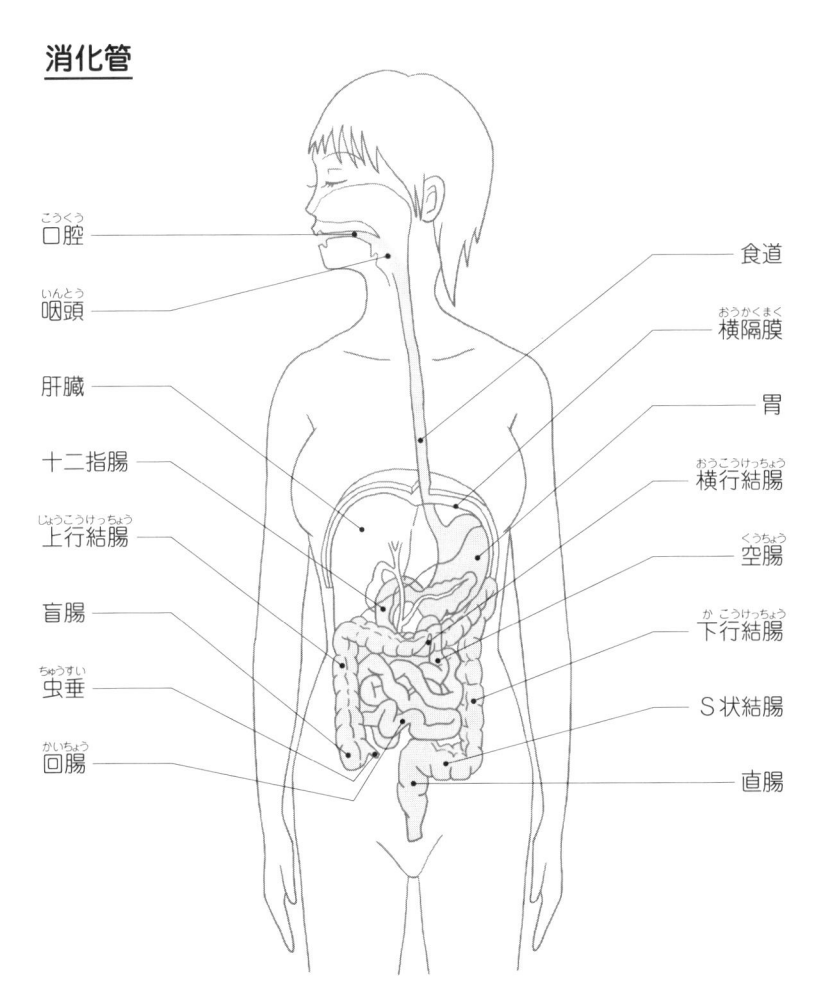

消化管

こうくう 口腔		食道
いんとう 咽頭		おうかくまく 横隔膜
肝臓		胃
十二指腸		おうこうけっちょう 横行結腸
じょうこうけっちょう 上行結腸		くうちょう 空腸
盲腸		かこうけっちょう 下行結腸
ちゅうすい 虫垂		S状結腸
かいちょう 回腸		直腸

腸内環境を悪化させた根源

　腸内環境を整えるには毎日のバランスのとれた食事が基本です。食事をとることで生物の命は維持されています。しかし、その食事が生命をおびやかしている現実をご存知でしょうか。日本人の間で急増しているのが、腸に関連する疾病の数々です。これらの原因は私たちの食生活が肉を中心とする欧米スタイルに変化してしまったことと深い関係があり、その点については多くの医師や専門家が指摘しています。

　日本人の食事内容に変化があらわれたのは、戦後アメリカの影響を大きく受けたことに起因します。それまでは穀類、野菜類、海草類などの植物性食品を主として摂取していたのが、肉類、牛乳、卵など動物性食品を多く摂取する食生活に変わりました。炭水化物の摂取量は減少し、動物性たんぱく質や脂肪の摂取量が増加したのです。肉には食物繊維がほとんどないために排泄される便量が少なく、脂肪の摂取量が増えたことから腸に大きな悪影響を与えるようになりました。動物性食品ばかりを多量に食べて食物繊維の摂取量が少ないと、がんになりやすい危険性が生じてくるのです。逆に食物繊維を摂取することは正常な便が排泄されることにつながり、腸内細菌に良い影響をもたらしてくれます。

　穀類や野菜などを中心に摂取していた日本人の腸と、肉食を主としていた欧米人の腸には違いがあり、日本人の腸は欧米人に比べ長いといわれています。乳製品を積極的にとるようになったのも戦後からで、牛乳を飲むとお腹がゆるむ乳糖不耐症の人が多いのは、日本人が乳糖を分解する消化酵素や乳糖分解酵素をあまり持っていないためです。日本人に合わない肉や乳製品、卵などを食べ過ぎるようになったため、腸の汚れ、すなわち血液の汚れが

助長されているのです。また、摂取カロリーが増えたことも腸内環境に負担を与えています。

免疫力を働かせるたんぱく質

　日本人の食の乱れは、動物性たんぱく質を摂取し過ぎるようになったことだけではありません。ジャンクフードや食品添加物などの有害物質を含む加工食品を食べるようになり、高血圧・脳卒中・心筋梗塞・糖尿病・がんなどの生活習慣病にかかる人が増加しています。

　免疫力を正常に働かせるには、たんぱく質を十分にとる必要があります。たんぱく質が不足してしまうと、ビタミン・ミネラルの働きが悪くなり、抗体が減少してしまうことにつながるからです。たんぱく質にはアミノ酸がバランスよく含まれているので、免疫機能を高めて抗がん作用を持つNK（ナチュラルキラー）細胞を増やしてくれます。また、ビタミンA・C・Eなどには発がん性物質ができるのを防ぎ解毒作用があるので、それらを含む食品を摂取することは腸内環境を整えるうえでも大切です。

　とくにビタミンCは抗ストレス作用があり、細菌やウイルスを攻撃してくれる白血球の働きを高めてくれます。1970年代にノーベル賞を2回受賞したライナス・ポーリング博士は「ビタミンCを普段から大量にとっていると、風邪からがんまでさまざまな病気を予防できる」と述べています。日々の暮らしの中で知らず知らずのうちにさまざまなストレスを受けている私たちには、ストレスと闘ってくれるビタミンCがとても必要になります。

　また、食生活と密接な関係にあるのがダイエットです。ほとんどの人は「ダイエット＝やせる」という認識を持っていると思いますが、ダイエットとは本来、「美容や健康保持のために食事の

量や種類を制限すること」といった意味を持つ言葉なのです。栄養のバランスのとれた適切な量を摂取することで、美しく健康な体を手に入れるというのが本来の目的です。ダイエットでやせるという現象は、自分にとって理想的な体に近づくためのオプションにすぎません。ダイエットとはやせることだけではないのです。やせることだけが目的ならば、その行為はもはやダイエットとは呼べないでしょう。ダイエットにおいて最も大切なことは、本来の正しい食事制限としての目的を見直すことで、腸内環境を整え、ストレス耐性を高めていくことにあります。

「第三の脳」である皮膚の働き

皮膚は人体最大の臓器であり、免疫系や循環器系に関与しているだけではなく、脳神経系で働く物質と同じものが存在しており、さまざまな情報処理を行うことから、皮膚のスペシャリストである傳田充洋工学博士は皮膚を「第三の脳」と呼んでいます。では、このように脳と密接に関連している皮膚の働きについて簡単に説明しましょう。

皮膚の総重量は約3〜4キログラムで、厚さは皮下脂肪組織を除いて1.5〜4ミリメートルほどあり、成人の皮膚を広げてみると畳1枚分とほぼ同じ面積の約1.8平方メートルあるといわれています。やけどなどによって体の表面積の半分近くを失うと、生命に危険を及ぼす場合もあるのです。このようなことから、皮膚は人体において最も大きな臓器である「外臓(がいぞう)」といわれています。

皮膚は外側から内側へ順に「表皮」と「真皮」の2層構造になっており、その下に「皮下組織」が結合してできています。表皮の厚さはわずか0.06〜1.4ミリメートルで、主にケラチノサイトと呼ばれる細胞によって形成されています。

表皮は、基底層・有棘層・顆粒層・淡明層・角質層の5つの層から成り立っています。日光を直接体内に入れないようにし、水分も通さない役割を持っていて、ここには汗腺や皮脂腺などがあるだけで神経も血管も通っていません。

　表皮よりさらに厚い真皮は1～4ミリメートルあり、コラーゲンなどの線維状のたんぱく質を主成分とする繊維性結合組織で、弾力性に富んでいます。真皮には、血管・毛根・汗腺・皮脂腺・感覚点などさまざまな器官があり、種々の神経細胞が収められていて、体表に皮脂膜を張りめぐらし、外部からの異物の侵入を防いでいます。体温を調節するのも表皮が持つ大きな役割のひとつで、汗腺から汗を出して発汗させるとともに体内の熱を体外に放出して体温を下げ、寒い時は毛孔や汗孔を閉じて体温を保つ働きもします。また、汗腺は温覚や冷覚を感じるだけではなく、感情の働きに合わせて精神発汗も行っています。皮下組織は主に脂肪でできていて、体温を維持する働きをしています。

　皮膚の表皮は、胚葉（動物の発生過程で形成される細胞層）の中の外胚葉、真皮は中胚葉に由来しています。中枢神経系ができるのは外胚葉からで、表皮と中枢神経はヒトの体ができあがって

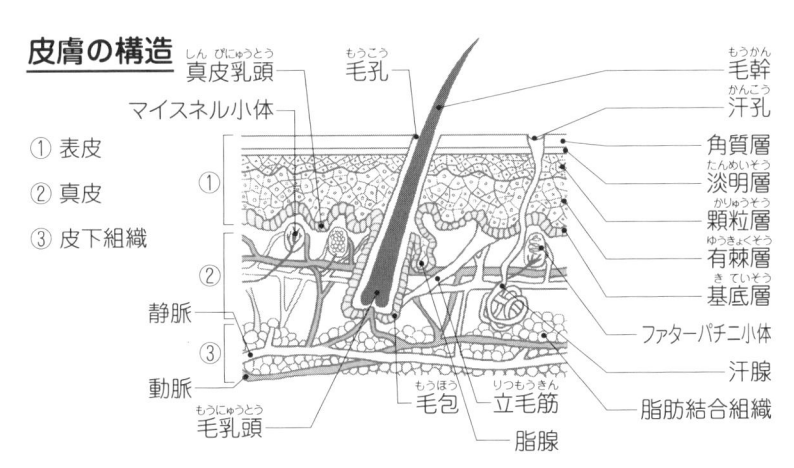

皮膚の構造

① 表皮
② 真皮
③ 皮下組織

真皮乳頭、マイスネル小体、毛孔、毛幹、汗孔、角質層、淡明層、顆粒層、有棘層、基底層、ファーターパチニ小体、汗腺、脂肪結合組織、静脈、動脈、毛乳頭、毛包、立毛筋、脂腺

いく段階の途中まで同じ外胚葉に属しています。また、視覚・聴覚・嗅覚などの感覚器も同じ外胚葉から生まれます。つまり、皮膚と脳は同じ細胞から分裂して形成されているので、両者は同じ根を持っているということになります。

　また、皮膚には、感覚機能・反射機能・保護機能の三大機能が備わっていて、常に脳と密接な連絡を取り合い、主に五感や運動系の脳と結びついています。

　皮膚が正常に新陳代謝するのは、表皮の細胞が規則正しく分裂と増殖を行っている時です。皮膚の新陳代謝は睡眠中に脳下垂体から成長ホルモンの分泌が促進され、それが表皮の基底層を刺激することで促されます。その刺激によって、細胞が分裂し増殖して、皮膚の新陳代謝である角化（基底層で生まれた細胞が角質細胞となってはがれ落ちるまでの過程）が進むのです。皮膚は新陳代謝を繰り返すことで全身の免疫を司り、ホルモンバランスにも影響を与えます。このように、皮膚の健康がとても大切なのは、皮膚は体の中でも最大の臓器としての役目があるからです。

ストレスが肌に及ぼす影響

　新陳代謝とは、簡単にいうと古い細胞が新しい細胞に入れ替わることで、皮膚の新陳代謝を表現する時に「ターンオーバー」という言葉が使われます。

　表皮の最下層にある基底層では絶えず細胞の分裂が繰り返されていて、新しい細胞はしだいに上へと盛りあがり、およそ14日かけて顆粒層へ到達します。そして、核を失った状態で角質層にさらに14日間ほどとどまり、最後は垢となってはがれ落ちます。基底層でつくられた細胞が垢となってはがれ落ちるまでの時間をターンオーバー速度といい、健康な肌の場合の細胞が入れ替わる

肌周期（ターンオーバー速度）は約28日といわれています。しかし、この28日周期は20歳代の健康な肌の場合です。皮膚の新陳代謝は加齢によって徐々に衰えてくるので、30歳代で40日、40歳代で50日、50歳代では75日かかるといわれています。年齢を重ねると、ちょっとしたすり傷やひっかき傷がいつまでも治らないことがありますが、これはターンオーバーに時間がかかっているからです。

また、皮膚は加齢とともに表面がカサカサに乾燥して潤いがなくなることがあります。これは若年者に比べ、角質層バリアが壊れやすくなっていることと皮膚の回復作業が遅くなるためです。

ターンオーバーのサイクルが鈍る理由のひとつに、ストレスも挙げられます。ストレスは体の中のビタミンＢ群やビタミンＣを大量に消耗させ、角質層のバリア機能の低下にもつながります。ターンオーバーのサイクルが鈍って基底層の細胞分裂が遅くなればなるほど、メラニン色素が皮膚にとどまり、シミとして残りやすくなります。また、角質が厚くなって顔にくすみが生じ、肌が乾燥して小ジワができやすくなるなど、さまざまな形で肌の老化が進んでいきます。こうした女性の肌の状態を大きく左右する鍵は、細胞の新陳代謝や内臓の状態に影響を与えている女性ホルモンのバランスが握っています。女性ホルモンは栄養バランスのとれた食事、規則正しい生活リズム、ストレスが少ないことに加え、皮膚に心地よい刺激が与えられることによっても分泌が促されます。そして、皮膚に適切な刺激を与えると、新陳代謝を促して老廃物と古い細胞を流し去り、新しい細胞の形成を促進する効果が得られます。これは、皮膚を適度に刺激することによって自律神経のバランスを整え、健康体を取り戻すことにつながるからです。

また、皮膚は季節を感じることによって、感覚器としての機能を最大に発揮してくれます。そのため、夏の間ずっと冷房にあた

り続けていると、皮膚は汗をかくことを忘れて発汗機能が鈍くなります。その結果、皮膚機能を衰えさせてしまい、からだ全体に悪影響を及ぼしてしまいます。四季がある日本においては、季節の温度変化に体を適応させることが健康を維持する上で極めて大切なことなのです。

　人間はすべてにおいて"温室育ち"になると、免疫力が衰えて抵抗力がなくなり、心身ともにひ弱になってしまいます。地球温暖化によって年々気温が上昇しているので、夏の暑さに耐えられずに根負けしてしまうこともあるし、時にはエアコンが手放せない日もあるでしょう。とはいえ、エアコンが普及してから「冷房病」に悩む人が増えている現実は見逃せません。文明の機器は確かに快適で過ごしやすい環境を即座につくってくれますが、上手につきあっていかなければ心身に悪影響を及ぼす元凶となってしまうのです。

ボディケアは一石二鳥のセラピー

　女性に多い冷え症の対策は、寒い冬の季節になってから始めるのでは遅く、暑い夏のうちから食べ物や過ごし方について注意する必要があります。それだけ、皮膚の働きと健康は不可分だということです。「皮脳同根（ひのうどうこん）」という四字熟語もあるように、脳と皮膚は起源が同じで関係が深く、脳からの信号は皮膚に伝わり、皮膚からの信号は脳に強く影響を与えています。最近ではさらに研究が進み、神経系・内分泌系・免疫系が皮膚と密接に関連して働いていることが解明されました。これはストレスが過剰になるとホルモン分泌や免疫力の働きが低下し、神経作用にもゆがみが生じてくることを意味しています。

　これらの神経系・内分泌系・免疫系と皮膚とのつながりに着目

して、心身のリラックスを促すのが種々のセラピーや自然療法です。中でもボディケアは、血液やリンパ液の循環を高めて体の緊張を解き、心身をリラックスさせてくれます。また、タッチング（皮膚への接触）の効果によって、滞った水分や老廃物を浄化させ、ＮＫ細胞の活性化など免疫機能の増強作用も期待できます。

　オイルを使用するセラピーは、各種ホルモンの分泌と関わりの深い自律神経のバランスを整えて健康な体を取り戻す作用があるので、近年では医療の現場でも取り入れられるようになりました。自然治癒力が強力に働くと体内の老廃物がどんどん排出され、大便の回数や排泄量が増えて腸内がきれいになります。腸がきれいになれば免疫力もアップし、老廃物がスムーズに排泄されると皮膚もきれいになるので、美容効果も期待できます。

　さらに、加齢によって乾燥している肌も、オイルが浸透することで保湿と保湿のダブル効果が得られます。老廃物を流し去り、肌の柔軟性を増してあげると、抵抗力を取り戻して確実に老化を遅らせることができるのです。皮膚を若々しく保つことは脳の老化防止につながるので、心身ともにリラックス＆リフレッシュできるボディケアは一石二鳥のセラピーといえるでしょう。

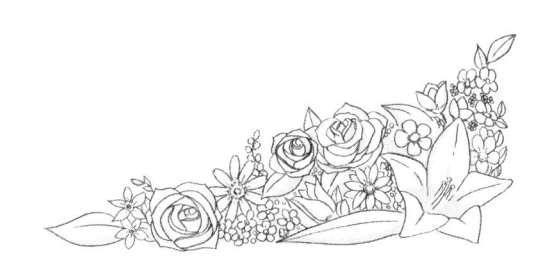

CHAPTER II　現代人の脳は癒されたがっている

補完代替医療に新たな息吹

医療法人社団 順信会 理事長
目黒整形外科内科 院長
上尾メディカルクリニック 院長　　医学博士　**信岡史将**

　患者本位の医療を提供するには、どうすればいいのだろうか。患者さんからサプリメント・ヨガ・アーユルヴェーダ・アロマセラピーといった補完代替医療（CAM：コンプリメンタリー・オルタナティブ・メディシン）の効果について質問を受けるたびに深く考えさせられます。というのも、経験則からしてみれば効果が期待できるとわかっていても、いわゆる科学的根拠となるエビデンスを提示できないケースが少なくないからです。

　代替医療（オルタナティブ・メディシン）、補完医療（コンプリメンタリー・メディシン）という概念は欧米で誕生しました。いずれも西洋医学の代わり、通常の医療に取って代わるという意味で用いられています。欧米は日本のように国民皆保険制度ではありませんから、自分でいちばんいいと思う医療を自ら選択します。そのような流れのなかで、代替医療、補完医療が一般化してきたものと考えられます。しかし、西洋医学を捨てて補完代替医療だけというわけにはいきませんから、最近では補完代替医療と西洋医学を組み合わせて、患者さんの心と体、そして精神を総合的に考えて治療を行う統合医療（インテグレーティブ・メディシン）という概念も生まれています。

　このように補完代替医療は世界の潮流になりつつありますが、日本ではエビデンスが乏しいことから医師の間で十分に理解されていないのが現状です。確かに効果を科学的に実証することは大切ですが、西洋医学といえども100％エビデンスに基づいた医療はそう多くはないのです。エビデンスのないことは決して有効性がないということではありません。とくに補完代替医療には精神的なものが関わることが多いため、科学的に実証するには難しいことがあるからです。

　そろそろ我々医師たちが医療の観点から補完代替療法の考え方を提示する時期にきているのではないでしょうか。私のクリニックでは、予防医学・健康の維持増進という観点から診療の一端を担うものとしてフィットネスやリラクセーションプログラムを取り入れています。たとえエビデンスが少なくても、経験値などから安全性や有効性をある程度予測できるものであれば、活用する価値は十分にあると考えています。

　セリブラルセラピーは、脳波測定やストレス度検査結果などからみても癒し効果は明らかです。心と体を癒すだけではなく、からだ全体の指令センターである脳も同時に癒すという考え方は、統合医療のコンセプトとも合致しています。心と体をともにリフレッシュさせ、生きいきとした毎日を取り戻すセリブラルセラピーは、補完代替医療を新たなステージに導く画期的なアプローチだと思います。

　セリブラルセラピーによって心身のストレスを取り除いて、治療効果をさらに高めることができる相乗効果を期待しています。

CHAPTER III

脳を癒せば 心も体も楽になる

マイナス脳からプラス脳へ切り替えよう

　仕事や家事、子育てに追われ毎日をあわただしく過ごしている現代人の多くは、ストレスがどのように蓄積していくかについて疎く、そのストレスをどうすれば解消できるかについても無頓着なのではないでしょうか。自分の状態を省みないまま過ごしていると、心や体にストレスの重圧がかかっていることすら感じられず、鈍感になっている人たちも多いようです。

　私たちは社会という組織の中で暮らしているので、自分本位で生きられるものではありません。一人ひとりに個性があってそれぞれに異なった性格を持っていますし、生活環境にも大きな違いがあります。このような中で、誰もが他人との調和を図って生きていかなければならないのが現実です。

　しかし、他人と調和することだけに心を砕いていると、本来の自分らしさを失い、周りの人たちの顔色ばかりを気にするようになってしまいます。他人に翻弄されると自分というものを押し殺し、本来の素直な自分とはかけ離れた状態になり、仮面をつけた偽りの自分を演じなければならなくなります。最初は何ともなく演じることができるでしょうが、そのうち演じていること自体がだんだん苦痛になってきて、知らず知らずのうちに心の中で葛藤が生じていきます。わだかまりが小さいうちは隠すことも容易ですが、心の内側ではだんだんとそれが重荷になっていくのです。そして、そのような重荷はまず体にあらわれてきます。

　重圧で押しつぶされそうになると体だけでは支えきれなくなり、心も病んで、そのうち暴発する可能性が出てきます。自分が意図するままに感情を爆発させることができるうちはまだしも、仮面をつけたまま本来の自分を抑え続けていると、やがては耐きれな

くなって心身ともにくたくたに疲れ果ててしまいます。「和をもって尊しとする」民族性を持つ私たちは、こうした習性をそう簡単に変えられるものではないでしょう。しかし、簡単に変えられないからといって、自分が不調をきたすほど無理をし過ぎる必要もないのです。

　よく「人はひとりでは生きられない」といわれます。もちろんそれは当然のことです。しかし、他人にこびることやおもねることを"和"と思っているならば、はなはだしい見当違いといえるでしょう。お互いに個性を殺しあうのではなく、尊重しあってこそ本当の和が得られるのです。自分を押し殺してまで人に合わせることを和だと勘違いしている人は、その誤りに一刻も早く気づくべきでしょう。なぜなら、自分を持たない人は健康であるべき心と体が徐々にむしばまれていく恐れがあるからです。

　また、他人を変えようとしてもその人自身が変わらない限り、何も変化は見られません。他人を変えようとするのではなく、自分の思考や行動をほんの少し変えてみるだけで道は開けてくるのです。これが「人と過去は変えられないが、自分と未来は努力次第で変えられる」といわれるゆえんです。人の目を気にしていたことや自分が傷ついたと思っていたことが、実は自分本位の思い込みでしかなかったことに気づいた時、この"気づき"があなた自身を変えていくのです。

　今、あなたが過ごしている時間や場所は、あなたの長い人生の中でほんの一瞬でしかないのです。そのことをよく理解し、他人の目を気にすることなく自分の人生を自分で決められるようになると、あなたの人生はもっと楽しく感じられるようになってくるでしょう。まさに「気は持ちよう」なのです。

　私たちは、今、この瞬間ここに生きています。今を大切に生きていかなければ、その反動がいずれ起こってしまうかもしれませ

ん。そのためにも無意識にいい人を演じなければならないという、がんじがらめの呪縛から早く逃れることが大切です。無意識だからこそ余計なものや害があるものをどんどんためこんでしまい、捨てるタイミングがわからなくなっているのでしょう。そうだとしたら、無意識にためこんだマイナスの感情を意識してみる必要があります。

　意識するということは、何事においても大切です。なぜなら、意識することによって物事を論理的に考えることができるようになるからです。ここで最も大切なことは、自分自身が知らず知らずのうちにためてしまった嫌なこと、辛いこと、苦しいこと、憎むこと、恨むことなど、多くの負の感情を捨て去ることです。心と体の中に渦巻いて重くのしかかっていたこれらのマイナス感情を取り払って、自分を疲弊させてしまっている状態から早く逃れましょう。

　そのためには、自分の心のスイッチをマイナスからプラスへ切り替えることができるように、脳へ指令を伝達させる必要があります。これまで絶えずマイナスの方向に物事を考え、いつもネガティブ思考でいたマイナス脳をチェンジさせ、すべてに対して前向きに取り組むポジティブな考え方ができるプラス脳に生まれ変わらせるのです。

　無意識に抑圧された感情を解放するだけで、心と体がともに軽くなってくることにきっと気づくことでしょう。

心と体のデトックスが必要な時代

　体の緊張が続くとマイナス思考やネガティブな感情になりやすいので、日頃から意識的に体の緊張をゆるめることが大切です。
　急速な時代の変化に伴う情報化社会で、現代人は緊張しやすい

生活を強いられています。パソコンが急激に普及したことから、肩こりや腰痛で悩む人たちが確実に増加しています。このような痛みを何の処置もしないまま放っておけば、やがて慢性化してきます。場合によっては他の部分へ関連した痛みとなってあらわれてくることもあるので、自分の体によく耳を傾けるようにしましょう。

　こわばった筋肉の緊張をゆるめるには、やはり運動することがいちばんです。腕や首を回すなどの簡単なストレッチングだけでも体がほぐれて軽くなってきます。筋緊張は温めることによって弛緩するので、ゆったりした入浴タイムを設けて湯につかり、血液循環を良くするのがお勧めです。もっと手軽な方法としては、市販されているホットパッドをコリや痛む部分にあてて温めることです。日本では寒さしのぎに使われることが多いのですが、英国などでは、痛む部分をじんわり温めてくれることから、膝痛、腰痛、関節痛で悩む人たちの医療補助として使われています。

　また、誰もが歳を重ねるごとに体の機能が衰えてくるので、それなりに対処する必要もでてきます。若さがいっぱいあふれている10代の時は、たとえ徹夜を続けたとしても回復が早いものです。20代になっても多少の無理はききますが、30歳を過ぎた頃から体力にだんだん衰えを感じてくるようになってきます。これまで50代や60代の年齢になってからかかるとされていた更年期障害や骨粗しょう症などの症状が、最近は30代から始まっています。もっと早い人では20代からこれらの症状が出ています。とくに女性は女性ホルモンのバランスの崩れから、40代になると頭痛や不眠、イライラ感など不定愁訴（ふていしゅうそ）の症状があらわれ始め、体調不良を招きやすくなります。若い時の行動力はある意味でそれだけで運動に代わるものでしたが、年代が上がるとともに意識して運動しないと老化しやすい体になってしまいます。

CHAPTER Ⅲ　脳を癒せば心も体も楽になる

　ですから、健康の土台づくりとしては若い頃からバランスのよい食事をとり、運動を続けることが望まれます。さらに、免疫力を左右する腸内環境を良好に保つために、不要なモノを吐き出すことができれば余計なストレスをためないですみます。不要なモノとは精神的なストレス、食品添加物や有害な重金属などの体内毒素で、知らず知らずのうちにためこんでいるこれらのものを意識的に排出することが健康の秘訣です。

　要するに現代は、心と体の両面からのデトックスが必要な時代です。「自分の健康は自分で守る」という心がけが大事で、心と体の健康づくりは意識してこそ達成できるのです。そもそも健康とは、単に「病気ではない状態」ではありません。WHO（世界保健機関）の健康の定義には、肉体、精神、社会という3つの柱があり、「健康とは、肉体的、精神的、社会的に完全に良好な状態にあることであって、単に疾病がなく、虚弱でないことではない」（WHO憲章1946）と定められています。最近では、これに「スピリチュアルな（霊的な・魂の）健康」が付け加えられました。健康とは何かと問い続けると、精神的な満足度が得られているかどうかが問題になってきます。要するに体と心は切り離せず、体の健康が心の健康を、心の健康が体の健康を導くのです。

　また、心が満ち足りていると、自分の中に余裕ができ、人に対しても優しさが生まれてきます。満足して今を生きることができれば、毎日が楽しく感じられます。満ち足りた幸せを感じ、いつも快適な生活を送るには、見失った自分を取り戻して生きる喜びを見いだす必要があります。生きる喜びを見いだすには、生きる目的を持っていることが重要です。そのためには、自分自身の価値観を見直して、その転換を図ってみてはいかがでしょうか。

これまでにない脳に響くセラピー

　時代の流れとともに、私たちの生活環境はめまぐるしく変化していきます。それとともに心や体の状態も大きく変わり、それに伴って求められるセラピー自体も変化しています。これまで日本におけるセラピーは、肉体疲労の解消にターゲットがあてられていました。コリを強くもみほぐせば体が軽くなるという考えのもと、力強くもみほぐすやり方が主流で、施術者も施術を受ける側もそれが疲労や不調の改善になると思ってきました。ところが、このやり方では施術を受ける側は筋繊維を痛めもみ返しが生じ、力強く行っている施術者は疲労感から体調を崩してしまいます。

　一方、ストレスケアの習慣が定着している欧米では、各個人それぞれの好みでセラピーを選んで心身の疲れをとり、ストレスを解消してリラックスできる時間を持つのがとても上手で、ごく普通に生活の中に癒しが取り入れられています。とことん体を酷使し、心身ともに疲れ果ててから「何とかしてもらいたい」と駆け込む日本人とは大違いです。実際問題、日頃のメンテナンスをどれだけしているかで、健康回復の速度も大きく異なります。なぜなら、セラピーを受けて筋緊張を解き血行を良くしておくと、体を酷使したあとの回復が早いからです。

　わが国においてセラピーを受ける大多数の人は、肩や腰を力強くもみほぐして欲しいという要望があります。しかし、筋肉のコリをほぐすだけのセラピーは、もはや現代人には適応しません。肉体労働がメインだった時代の身体的疲労から、頭脳労働に変化したことによる精神的疲労が上回るようになり、さらにＩＴ化や人間関係からくる精神的ストレスが重なって、脳そのものの疲れが増大しているからです。ですから、何よりもまず脳をリラック

スさせる必要があります。

　ストレス社会に生きる現代人にとって、体の癒しに加えて、心と脳の癒しも重要視しなければならなくなったのです。それだけに、体とともに心、そしていちばん重要な脳を休ませないと、真の癒しは得られません。老若男女にかかわらず、心身のストレスを解消して脳の疲れをとるセラピーが必要とされる時代になった今こそ、"脳の癒し療法"が健康の鍵を握るともいえるのです。

　このようなことから心と体を脳から癒す、現代人のためのセラピーとして構築したのが「セリブラルセラピー」です。セリブラルセラピーはゆったりと心身を深いリラクセーションに導きます。単に気持ちよいと感じる画一的なセラピーではなく、ストレス社会に生きる現代人に必要な心身の癒し、とくに脳の癒しを行うのがセリブラルセラピーの特長で、医療関係者と連携した取り組みも行っています。

心のわだかまりが解けるセリブラルセラピー

　人体の中でもいちばん重要な神経系の中心である頭をトリートメントすることは、精神的緊張によって生じた睡眠障害に対して、とても良い効果をもたらしてくれます。セリブラルセラピーは脳の鎮静化と活性化の両面へ良い効果を与えることができ、質の良い睡眠が得られます。セラピーを受けている最中に心地よい眠りの世界へ誘われ、その夜も快感が持続したまま自然と眠りについてぐっすり眠ることができるので、朝の目覚めの爽快感に驚かれることがあります。

　心に重荷を抱えたことがストレスとなっている状態では、良い眠りを得ることはなかなかできません。また、精神的緊張が過度の場合は、睡眠導入剤を服用したとしても眠れないことがよくあ

ります。

　セリブラルセラピーは、そんな睡眠障害で悩んでいる人たちに最適なセラピーです。体験された方々は、口を揃えたように「良く眠れるようになった」といわれます。良く眠れる時は精神的に安定している状態です。いつでも快適な眠りを得ることができれば、明日へのパワーが湧いてきます。精神状態が落ち着けば、さまざまな眠りに関する悩みは自然に解消していきます。

　また、心のわだかまりが解けていくのも、セリブラルセラピーの大きな特長のひとつです。これまで数多くのクライアントの症例を見てきて考えさせられることは、どうにもならないことや今さらどうしようもない過去の出来事に固執して、わだかまりを持っている人が多くいるということです。勝手な想像や思い込みによって自分自身を縛り、苦しめていることがあるのです。ところが、セラピーを受けている最中に「感謝する気持ちが湧きあがってきた」と、多くのクライアントから聞かされることがあります。

　人は感謝というキーワードとともに、相手を許すという感情を持つことで必ず変わることができます。このように、セリブラルセラピーの効果は体のコリにとどまらず、心のコリまでもが解けていくことです。セリブラルセラピーは精神面に大きく作用して即効性が得られるので、ストレス社会に生きる現代人に必要不可欠なセラピーといえるでしょう。

睡眠障害症状の改善例

　次に、さまざまな問題を抱えていたために良い眠りが得られずに睡眠障害で悩まれていた方たちの改善の症例をいくつか挙げてみます。これはセリブラルセラピーを受けて、快適な眠りを取り戻された方々の体験談です。

CHAPTER Ⅲ　脳を癒せば心も体も楽になる

● 悲しみに打ちひしがれて眠れなくなった40代主婦

　私は父親を亡くし、続いて息子を失ったために、ぐっすり眠ることができなくなってしまいました。寝つかれない、途中で起きてしまう、朝早くに目覚めてしまうというようにすべての睡眠障害で悩むようになりました。子どもを失った悲しみに打ちひしがれている時に主人のサポートも得られず、頼る人もいない辛い日々でした。絶えず頭がピリピリしてオーバーヒートしたままの状態が続いて自分の内なる声を出せないまま、心穏やかな日を過ごすことができない毎日を暮らしていました。

　解決策として日中に運動をすれば夜は良く眠れるといわれることから、スイミングセンターで泳いで体を疲れさせるようにしました。また、ハーブティーやミルクなど温かい飲み物をとると良いと言われて、寝る前に飲むようにしました。しかし、これらのことを試してみても一向に効果がなく、熟睡できない夜が一年も続いたので、セリブラルセラピーを受けることにしました。

　セラピー開始と同時に、涙があふれてきて止まらなくなりました。これまでつきあいがあった人びとの顔が次から次へと浮かんできて、その中には心無い言葉を吐いた人たちもいたのですが、なぜかその人たちに対しても感謝しなければという思いが湧き起こってきました。その夜は自然と眠りにつくことができ、夜中に目が覚めることもなく、目覚めは気持ち良くすっきりした気分で朝を迎えることができました。セラピーを受けた翌日、さらに驚いたことはいつも沈む感じがするほど重かった体がとても軽く感じられるほど快適な泳ぎができたことです。

　不思議な心地よさのセラピーを受けたことによって、体や心の中にたまっていた重いものが風に吹かれて飛んでいった感じがしました。心が温かくなったことから呪縛から解き放されて活力が

湧いてきたのです。旅行へ出かけ気分転換する余裕が生まれ、健康的な生活を取り戻すことができました。

● 会社が変わってから眠れなくなった30代会社員

　私は転職したことで、仕事内容、人間関係、通勤時間など仕事に関する環境がすっかり変わってしまったことが不調のはじまりでした。
　お給料が良くなった分、以前とは比べようがないぐらい仕事の責任を負うようになりました。残業が増えたことから帰宅が夜遅くなり、食事を終えたらすぐ寝るという状態でしたが、あまりにも疲れ過ぎているためすんなりと眠りに入っていくことは容易ではありませんでした。浅くうとうとした状態の眠りなので、朝は自力で起きることができなくなって母親から何度も声がけされてからやっと起きるというありさまでした。朝食をとる時間もなく食欲もわかないまま、満員電車に揺られて出社する毎日で、肌は荒れて潤いをなくし、便秘、生理不順、肩こり、腰痛、食欲不振といった症状に悩まされ、ゆううつ、いらつき、不平不満がつのり、常に脱力感や疲労感につきまとわれていました。せっかくの休日であっても友人たちと会って楽しい時間を過ごす余裕もなく、ただひたすら睡眠を挽回するために寝ているだけの状態でした。給料は少ないが楽な仕事と給料が多い分責任が問われる仕事。これらのギャップに悩むことに加えて、前の会社とのシステムの違いと新しい人間関係で、精神疲労と身体疲労はピークに達していました。
　そんな時に出会ったのがセリブラルセラピーでした。セラピー開始と同時にすぐ眠りに入り、終わってからもすぐには目が開けられないほどぐっすりと眠りについていました。顔には赤味がさ

して生気が戻り、その夜は今までにないほど質の良い睡眠を得られたのです。そして、次の日は母親が驚くほど爽やかな目覚めで朝を迎えることができました。

● 睡眠薬を服用しても眠れなかった40代会社役員

　お客様との打ち合わせをはじめとして時間制約がある仕事なので、毎日が追われている状態にありました。徹夜で仕事をこなさなければならないことも多々あり、疲れているもののいつ頃からか眠れないようになってきてしまったのです。ベッドに入っても足に違和感が生じるので、浅い眠りのまま夜が明けてしまうという毎日でした。そのような状態が変わることなく続き、そのうち脚に熱を帯びるようになってきました。昼間は何ともないのに夜になると起こってくるのです。とくに足の指先に向かって熱く、ふくらはぎや膝裏などにむずがゆさがあらわれてくるようになりました。脚に起こる熱やかゆみの不快感から、夜は2時間ごとに目が覚めるありさまでした。このような状態がしばらく続いたことから寝不足となってしまい、頭痛が絶えることなく起こるので薬を手放すことができなくなってしまったのです。ぐっすり寝たいと思い、睡眠薬を服用しましたがなかなか効果はあらわれませんでした。

　こうなったのは連日仕事が忙し過ぎるからだろうと最初は気にもとめなかったのです。しかし、あまりにも眠れない状態が続いたので、病院で診察してもらうと自律神経失調症と診断されてしまいました。整体やカイロプラクティックを受ければ良くなるのではないかと思って受けてみましたが、残念ながら体調は良くなりませんでした。そんな時、セリブラルセラピーにすがってみることにしたのです。

セラピー中は寝ていたようで、何をされていたか記憶にありませんが、気持ち良かったことだけ覚えています。これまでいろいろ試してみても一向に変わらなかったのに、いちど受けただけで脚がすっきりしたことは不思議でした。セラピーを終えてから、いったん体を休ませるために自宅へ戻って寝ることにしました。これまでに経験したことのない深い眠りに落ちていたようで、目が覚めたのはなんと翌日のお昼だったのです。まず、そんなに長い時間寝続けていたことに驚くと同時に、これまで不快だった脚のムズムズやザワザワしたものがすっかりなくなったことにとても驚きました。それからは睡眠薬が不要になって、毎晩ぐっすり眠れるようになりました。

むずむず脚症候群

むずむず脚症候群とは脚にムズムズとした不快感が生じる病気です。眠りにつこうとする安静時に、ふくらはぎのあたりがムズムズする、大腿部にアリが這うような不快感を感じる、足首から先がピクピク動くなど、脚に感覚異常が生じます。皮膚の表面ではなく深部の感覚が異常なため、じっとしていることができずに脚を動かしたい欲求に襲われます。日中よりも夕方や夜間の安静にしている時にさらに症状が強まり、脚を動かすと治まるようですが、絶えず脚を動かさなければならないため、なかなか寝つけなくなります。夜中に目を覚まして、再び寝ようとするとムズムズしてくることもあります。ぐっすり眠ることができないためにさまざまな睡眠障害を引き起こしてしまいます。

脚を動かさずにはいられないため、レストレスレッグス症候群とも呼ばれています。明らかな原因はわかっていませんが、中枢神経に働く神経伝達物質ドーパミンの機能低下によるものと考えられています。

CHAPTER Ⅲ　脳を癒せば心も体も楽になる

眠りの質を高めるために

質の良い眠りが得られるように食事にも注意を払いましょう。

＊カゼイン

　　カゼインには安眠を誘う作用があります。牛乳にはカルシウム、たんぱく質、カゼインなどが多く含まれているので、グラス1杯の牛乳を飲んでから眠りにつくとよいでしょう。

＊トリプトファン

　　睡眠情報を伝える大事な神経伝達物質セロトニンは快眠を得るために大切なものです。脳にセロトニンが不足してしまうと熟睡感が得られなくなります。たんぱく質に含まれているトリプトファンというアミノ酸が、セロトニンをつくり出します。トリプトファンには精神安定作用や催眠効果があり、豚肉、豆腐、牛乳・チーズなどの乳製品に多く含まれています。

＊ラクッコピコリン

　　レタスの茎を切ると白い液体が出ます。その液体に含まれているのがラクッコピコリンで、鎮静作用と催眠作用があります。レタス100グラム中に約20グラム含まれているので、レタス1/4個を食べると催眠効果があるといわれています。

＊カルシウム

　　カルシウムは交感神経の緊張を抑えるのに効果があります。ストレスからくる不眠を防いでくれる作用と、精神を穏やかにさせてくれる働きがあります。

＊パントテン酸

　　ストレスを軽減する作用のあるパントテン酸は大麦やレバーなどのビタミンB群に含まれています。ビタミンB群は疲れのもとになる乳酸の分解を促し、脂質・たんぱく質・糖質をエネルギーにかえるのに必要です。

CHAPTER IV

脳の健康を取り戻そう

● CHAPTER Ⅳ　脳の健康を取り戻そう

ヘルシーライフスタイルのすすめ

　この章では、日々の暮らしの中で簡単にできる脳の健康を取り戻すための方法について述べていきます。

　毎日やらなければならないことがたくさんあって「1日が24時間ではなく、もっと時間が欲しい」と思っている人も大勢いるでしょう。しかし、実際には与えられた時間を有効に使うように心がけるしか方法はありません。時間をいかに有効に使うか。そのためにはまず、朝の目覚め方が重要になります。良い眠りから爽やかに目覚めることができた日は、体が軽く感じられ、何か良いことがありそうだと思えるほど気分までもが明るくなってきませんか？　それだけ朝の目覚めは、その日1日を快適に過ごすための重要な鍵を握っているといえます。ですから、快適な目覚めができるように睡眠の質を高めることが大切になります。そのためにも「早寝早起き」というシンプルな法則を見直しましょう。

　また、毎日を忙しく過ごしていると、おろそかになってしまうのが自分の健康管理です。人間は我慢強くできていますから、ある程度は自分を押し殺してまでも頑張れます。しかし、その頑張りが裏目に出て無理がたたってしまうと、まず体力が衰え、次に気力までもが衰えて、逆に何もやる気がしなくなってしまいます。疲労困憊してからでは体の回復がスムーズに行われず、活力を取り戻すまでにかなりの時間を要してしまうことになりかねません。

　健康を保つためには、忙しい時ほどリフレッシュすることを心がけましょう。少しの心がけで、脳へエネルギーを補給することができれば、もっと楽に過ごせるようになるはずです。

　1日を有効に過ごすためのコツは些細なことです。次に挙げることがらを参考に、できることをぜひ行動に移してみてください。

● 空へ向かって「おはよう」と挨拶しましょう

　朝起きて、今日1日を気持ち良く過ごしたいと思う時、いちばん気になるのはお天気ではありませんか？　まずは、空模様がどうなっているのか、空へ向かって「おはよう」と挨拶してみましょう。

　眩しい日の光が射していれば、「よし、今日も頑張るぞ！」と心も体も生きいきと目覚めてくることでしょう。広い空を見上げるだけで心がおおらかになってくるはずです。雨が降っている時は、大地に潤いを与えてくれる恵みに感謝しましょう。

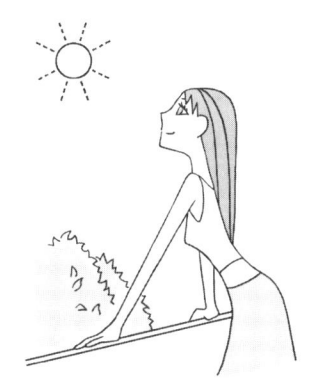

● 日光浴をしましょう

　日光による治療法を実証したのは、ギリシャ人といわれています。日光浴によって皮膚を鍛錬させることは、医学がまだ発達していないころの立派な健康法だったのです。

　日光は体内時計の調整にも関わっています。私たちが生まれつき備えている体内時計は地球の自転に伴う昼夜のリズムに同調しているため、規則正しい目覚めと睡眠が健康上不可欠になります。そのため日照時間が短い地域では体内リズムを整えるために日光浴が欠かせません。南極にある昭和基地では、6月初めから7月半ばまでの1ヵ月半、太陽が沈んだままの極夜になります。この時期になると、頭が重い、眠い、寝つけないという症状を訴える

CHAPTER Ⅳ　脳の健康を取り戻そう

隊員が増えるそうですが、これは太陽光がないために体内時計が狂ってしまうことが原因です。

　体内時計の周期は24時間半から25時間程度ですが、太陽光を浴びることで1日24時間のリズムに合わせることができます。室内照明だけの光では不十分で、眠気とだるさが残ってしまうため、やはり日光浴が欠かせないことになります。

　しかし、近年、劣悪化する環境汚染によってオゾンホールが破壊され、有害な紫外線が地表に降り注がれるようになってしまいました。この紫外線は大量に浴び過ぎると皮膚がんを引き起こす可能性があるので、紫外線対策を怠らないようにしましょう。

　また、骨をつくるにはカルシウムの摂取が必要です。そしてそのカルシウム代謝をうまく機能させるにはビタミンDが必要になり、ビタミンDは日光を浴びることによって体内で合成されます。

　紫外線によるシミの発生を避けるには、お日様に背を向けて背中に日の光があたるようにします。そのとき手のひらを太陽に向けておくとポカポカ温かくなってきて、エネルギーが湧いてくるように感じられるでしょう。

● 今日1日の計画を立てましょう

　呼吸とは、呼気（息を吐くこと）と吸気（息を吸うこと）から成り立っています。字のごとく、呼吸する時はまず息を吐くことが大切です。最初に鼻から息を吐き出して、それから鼻からたっぷり吸って、ゆったりした深呼吸を繰り返しましょう。

　外界からの情報を遮断するために目を閉じて心を落ち着かせ、深呼吸を繰り返しながら、今日1日の行動をシュミレーションしてみます。鼻からゆっくり吐き出してたっぷり吸う正しい呼吸法を意識することがポイントです。

会社へ行ってからの仕事の段取りを把握することや家事の流れをイメージすることは、そのイメージが脳へインプットされて確認を行うことにつながるので、スムーズに行動に移しやすくなります。朝の時間はあわただしいので、目覚めた後にベッドの中で行ってから起きるのもひとつの方法です。

● 顔の筋肉をゆるめましょう

　起床時や就寝前、顔を洗ったあとに両手の指を動かして顔全体の筋肉をほぐしてゆるめましょう。

　顔の筋肉は表情筋といわれるように、筋肉の動きによって喜怒哀楽の感情を表現します。疲れてくると表情筋がこわばり、無表情な顔になってしまいます。

　頬部分にある頬骨筋（きょうこつきん）や咬筋（こうきん）周辺は、話しや食べることのために忙しく働いているのでこわばりやすいところです。この部分を揃えた指で上に押し上げるようにすると、たるみを防いでくれます。次に、額部分の前頭筋をゆるませます。この部分を上下にゆるませると、頭痛や眼精疲労の回復に役立ちます。終えたあとは目がすっきり感じられ視界がはっきりしてくるのがわかるでしょう。最後は指の指紋部分で顔全体を軽やかにたたきます。ピアノの鍵盤をたたくように指を動かして行うと、さらに快感が増します。皮膚をたたく刺激は脳の働きを活性化させることにつながり、気分が高まり前向きになることに役立ちます。

　できれば毎朝、今日1日を元気に活動できるように表情筋をゆるめて柔軟にし、エネルギーをアップさせましょう。

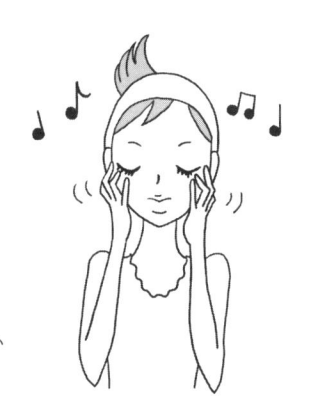

● 頭皮に刺激を与えましょう

　疲れがたまって血流が滞ってしまうと、頭皮にも痛みを感じるようになることがあります。今日1日をすっきりした頭で過ごせるように、ヘアブラシで頭皮に刺激を与えましょう。ブラッシングの方法は最初に頭を下げて髪を前へ垂らし、後頭部と側頭部から前頭部へかけて丁寧にブラシで髪をとかします。それが終わったら頭を起こして前頭部から後頭部と側頭部へかけて同じようにブラシを動かします。頭皮を意識しながらブラッシングすると、頭皮の血液循環が促進されて酸素の供給が高まることから、頭が生きいきしてきます。

　とくに前頭部と顔面部の境目や後頭部と首の境目に当たる部分は疲れがたまりやすいところです。丁寧に行うことによって、眼精疲労や頭痛、首や肩のコリに改善がみられます。猪や豚の毛でできているヘアブラシは髪の毛につやを与えるといわれていますが、自分が気持ちよいと思えるものを使用しましょう。

　これは、誰にでもできるいちばん簡単な頭皮刺激法になります。寝たきりになっている人のためにしてあげると、頭がすっきりしてくるのでとても喜ばれます。

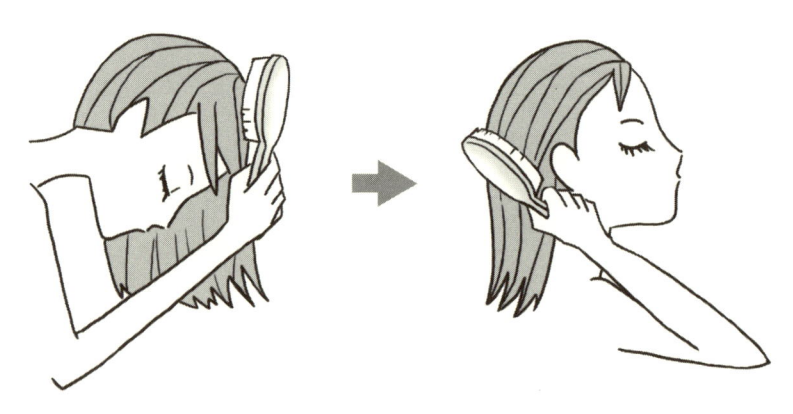

● 温かい飲み物をとりましょう

「朝食を必ず食べましょう」と提案する医師もいれば、「朝食抜きのほうが健康的」だと提唱する医師もいます。それぞれに最もな理由があるので、この点に関しては、各個人の体質やライフスタイルに合わせるしかないでしょう。

ここで大事なのは、食事の回数よりも適切な水分のとり方です。血管は加齢とともに徐々に弾力を失ってくるので、血栓がつまりやすくなっていきます。夜寝ている間に発汗によって体内から水分が失われるので、血栓予防対策として「起床後と就寝前にグラス一杯の水を飲むこと」を多くの医師が推奨しています。

便秘気味の人は朝起きたらすぐに冷たい水を飲んで、腸に刺激を与えて排便を促すことが良いとされていますが、便秘でない場合や冷え性の人は、温かい飲み物を体に流しこんで徐々に体を目覚めさせていったほうが良いでしょう。

なぜなら、内臓温度は体温と同じくらいなので、冷たい物で強い刺激を与えないほうが胃腸にやさしく、また体を冷やさずにすむからです。冷たい飲み物を摂取し過ぎると、胃液を薄めて胃腸を冷やし、食欲不振や消化不良を招いてしまうので、できる限り常温のままとることが最善の方法です。代謝しきれない水分が体内にたまったままになると、慢性的な体の冷えにつながります。

水がおいしく飲めるかどうかは体調の良し悪しを知る目安になるので、水

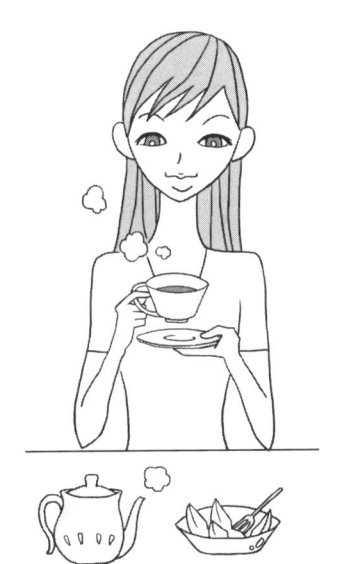

が飲めないようなら体調が悪い証拠にもなります。

　1日の始まりには、脳の血糖値を安定させることも大切で、血糖値を素早く上げるためにはバナナが最適です。バナナには脳のエネルギー源であるブドウ糖、脳を活性化させるセロトニンをつくるトリプトファン、免疫力を高めるポリフェノールなどの栄養素が含まれており、代謝を高めて脂肪燃焼を活発にし、エネルギーをアップする効果があります。また、ビタミンB群やビタミンCを多く含んだ抗ストレス作用のあるフルーツをとることもお勧めです。

● 水分を補給しましょう

　人間の体は水でできています。体重と比較すると子供は70％、成人で60％、老人は50％が水分であるといわれています。そのため、体調を良好に保つためには、老廃物を排出する汗をかき、まめに水分を補給する必要があるのです。

　成人が1日に失う水分は、尿として約1.8リットル、呼吸とともに約1.2リットル、発汗作用で約0.6リットルとされています。個人差もありますが、約2.25リットル〜3.5リットルの水分が失われていく計算になります。

　排泄された水分を補給するためには、食べ物や飲み物から1日の必要量をとらなければなりません。

　汗は蒸発する時に熱を奪う体温調節機能を持っていますが、汗をかかないとこの機能が落ちて体内に熱がこもりやすくなり、その結果、血行が悪くなって疲労物質がたまりやすくなってしまいます。不健康な人が汗をかかないといわれるのは、発汗機能がうまく作動しない状態になっているからです。

　正しい水分のとり方は、のどが渇いたから飲むのではなく、計画的に飲むことです。中国医学では水は33種類あるとされ、病

気の治療のためにそれらの水を使い分けていました。また、インドの伝統医学アーユルヴェーダでは白湯にはアグニ（消化力を強くする作用）があり、身体浄化作用があるといわれています。

　白湯を作る方法は、やかんでお湯を沸かして沸騰したらふたを取り、10分ほど弱火または中火で沸かし続けます。これにより、ヴァータ（風のエネルギー）・ピッタ（火のエネルギー）・カファ（水のエネルギー）のトリ・ドーシャ（3つの要素）のバランスが理想的になるといわれています。次にお湯をポットに移しかえて保温しておき、少しずつ飲むようにします。白湯が甘くておいしいと感じられるようになったら、かなりアーマ（不純物）がとれてきたことになります。

　ただし、水分を十分に摂取することは体の調子を整えるために必要ではあるものの、水分の代謝がよくない場合や腎臓に支障をきたしている場合は、水分摂取に制限があるので注意が必要です。

● いつも笑顔美人でいましょう

　笑いによって、免疫力はアップすることが知られてきました。これは、笑うことによって白血球のひとつであるNK細胞（ナチュラルキラー細胞）が活性化されて免疫力が高められるからで、病気回復のためにも大いに有効であることが実証されています。中島英雄医学博士（中央群馬脳神経外科病院理事長）は「笑い」について、次のように述べています。

　「笑うと血糖値がちゃんとバランスを取って正常値に落ち着く。脳波を調べると、リラックスした状態で出るα波とストレスがかかったβ波が同時に出てくる。これは癒されながらも心地よく活性しているということ。また、脳の血流も良くなります」

　顔の表情筋は喜怒哀楽の感情を素直にあらわす筋肉です。ゆう

うつな表情や面白くない表情をしていると、他の人に対して不快を感じさせてしまいます。反対にいつも笑顔でいる人はそれだけで周りにいる人を明るく和ませてくれます。

　口元をきゅっと上げるだけで笑顔につながりますし、意識して口角を上げた状態でも十分免疫力に作用するといわれています。パソコンに向かっている時はつい無表情になってしまい、顔の筋肉がこわばりやすくしわにつながりますから、いつも笑顔を心がけるようにしましょう。

● けだるさを取り去りましょう

　昼食をとったあとは、眠気におそわれることがよくあります。朝から働いてきた体は夕方近くになると、疲労感が増してきます。疲れたと感じたならば、脳が疲れている証拠です。そんな時は脳のために糖分を補給しましょう。

　5大栄養素である脂質・たんぱく質・糖質・ビタミン・ミネラルのうち、3大エネルギーといわれるものが脂質・たんぱく質・糖質です。疲れた時に甘いお菓子が欲しくなるのは、体が不足した糖質を取り戻してエネルギーを補給するためのサインなのです。

　糖は脳や神経が活躍するための唯一のエネルギー源になります。手っ取り早く糖分を補給する方法はブトウ糖をなめることです。ブドウ糖は脳に栄養を素早くチャージしてくれる食品です。疲れた頭を生きいきさせるためには、仕事の合間や勉強の一休みの時に、ブドウ糖をなめて脳へエネルギーを与えてあげましょう。

　ちなみに、成人の場合、脳への血流量は1分間で800ml、酸素消費は49ml、ブドウ糖消費は77 mgになります。（久保田競著『脳の手帖』より）糖質やたんぱく質が不足すると、脳細胞内での代謝スピードが遅くなり、物質の入れ替えやシナプスの機能がスム

ーズに働かなくなって脳の働きが鈍くなります。

　脳の疲れと直結しているのが、目の疲れです。パソコンに向かって仕事をしていると、ついまばたきを忘れて夢中になっていることがよくあります。まばたきがおろそかになると、目が乾燥してドライアイにつながってしまいます。パソコンが普及したことから、最近はとくにドライアイによる目の違和感を訴える人が増えてきました。ドライアイは目のところどころが砂漠のようになって潤いがなくなる状態です。長時間パソコンを使用しなければならない状況にある方は、早めに疲れ目対策をとりましょう。

　目が疲れたなと感じたら、両手の指を揃えて、目のまわりを囲んでいる眼孔に沿って心地よい圧で押しましょう。眉の上はしっかりと、目の下はソフトに押します。眉の上を押すと眼精疲労や頭痛解消に効果があり、目の下はたるみを防いでくれます。

　次に両方の手を温かくなるようにこすり合わせてから、眼球を圧迫しないように顔をおおいます。これには、気持ちを落ち着かせて心身をリフレッシュさせる作用があります。同時に深呼吸を取り入れるようにすると、さらに効果的です。

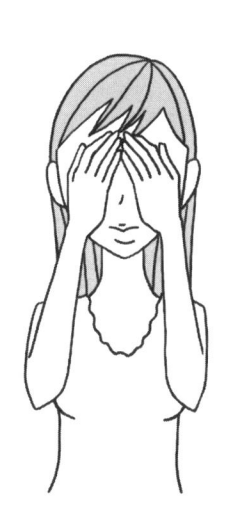

● 香りでリフレッシュしましょう

　心地よい香りは、脳のリラックスやリフレッシュに大いに役立ちます。
　アロマセラピーで使用するエッセンシャルオイル（精油）の簡単な利用法は芳香浴です。香り成分は脳に伝わって自律神経系、

● CHAPTER Ⅳ　脳の健康を取り戻そう

　内分泌系、免疫系などを刺激します。匂いの行きつく先は脳の扁桃体で、快・不快を判断する場所です。嗅覚によって伝えられた香りは大脳辺縁系（情動脳）に直結します。心地よい香りは情動脳系にいち早く働きかけることから、感情のゆがみを解消してストレスを緩和してくれます。また、香りの効能には体調を整えてくれる効果もあります。エッセンシャルオイルには数多くの種類があってそれぞれに素晴らしい効能がありますが、選ぶ基準は自身の嗅覚になります。それは、自分にとって心地よいと思える香りこそ、心と体が今いちばん求めているものになるからです。また女性の場合、生理や妊娠などでホルモンのバランス状態が変わると、香りに対する好き嫌いがはっきりしてきます。

　芳香浴には、アロマポットにエッセンシャルオイルを入れて楽しむ方法があります。しかし、長時間香りを放ち続けると、鼻が疲れ匂いを感じなくなってしまうので、15分ほど使用したらキャンドルやポットの電源をいちど停止させるようにしましょう。

　また、アロマポットなどの専用グッズがない時は、マグカップにお湯を入れ、そこにエッセンシャルオイルを数滴たらして蒸発する香りを楽しむ方法があります。家族が集まるリビングルームに置いておけば簡単に芳香浴ができます。ユーカリプタスやティートリーを香らせれば、風邪の予防にも役立ってくれるでしょう。

　仕事中に使用するのであれば、集中力を高めてくれるグレープフルーツやレモンなどの柑橘系のエッセンシャルオイルがお勧めです。しかし、香りの好みは人によって違いますから、周りの人に迷惑をかけないよう十分に配慮してください。

　ただし、ＩＴ機器の周りに液体は禁物ですから簡易的な方法をとりましょう。エッセンシャルオイルをティッシュにたらしてそばに置いておくだけでも十分香りを楽しむことができます。その日の気分に応じて心地よいと感じるオイルを選び、深呼吸しなが

ら香りを嗅ぐだけで短時間にリラックス&リフレッシュできるのでぜひお試しください。

● 背骨を伸ばしましょう

　悪い姿勢を続けていると、だんだん体がゆがんでいってしまいます。背中を丸めていたり、頬づえをついたり、足を組んだりすることは、前後左右の筋肉のバランスを崩す原因にもなります。立っている姿勢に比べて、座っている時の姿勢には1.4倍もの負担が腰にかかるといわれています。ですから、姿勢が悪いと腰を支える骨盤にまで影響を及ぼすことになってしまいます。また、体がゆがんでしまうと内臓や神経の働きを弱めてしまうため、自律神経の乱れや血行不良の原因となり、肩こりや腰痛、視力低下や冷え症などを引き起こすことにもなります。それだけでなく、悪い姿勢のままでいると新陳代謝も悪くなるため、お腹や腰回りに脂肪がつきやすくなってしまうのです。

　骨や骨盤を支える重要な筋肉である腹直筋や大殿筋などは加齢とともに衰えてきます。腹筋や背筋が弱いと足腰に負担がかかってしまうので、からだ全体の筋肉のバランスを図ることが大切です。

　背から腰にかけての筋肉は直立姿勢を保つために絶えず働いているので、他の筋肉に比べると硬くなりやすく、背や腰にコリや痛みが起こる原因ともなります。また、肩に力が入って筋肉が緊張してしまうと、血行が悪くなって肩こりを誘発してしまうので、ときどきは自分の体に

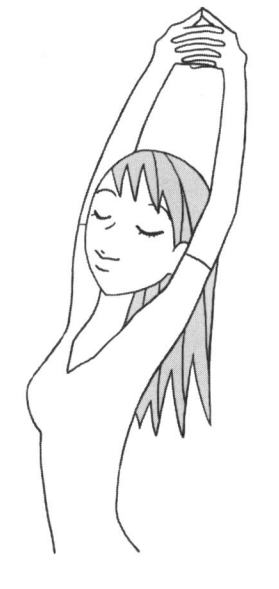

気を配ってゆるませてあげるように心がけましょう。

猫背になるのは老化現象といわれています。加齢とともに背中回りの筋力が低下し、背骨の正常なＳ字カーブを保持できなくなってしまいます。重い頭の部分が首の位置より前に出る状態になると、首から肩にかけての筋肉が緊張し続け、それによって血行が悪くなり、疲労がたまることで肩にコリや痛みが生じます。

猫背のままでは内臓や自律神経を圧迫することになり、肩だけでなく腰の不調も起こしかねません。それを防ぐには、日常生活において前かがみにならないように心がけることが重要です。犬や猫が背筋を伸ばしているのを見たことがあるでしょう。彼らは丸くなって眠っていた時の背骨を矯正するために、眠りから覚めた時は必ず前や後ろへ体を伸ばしてストレッチングをしています。私たちも彼らを見習って背筋を伸ばしてみましょう。たったこれだけでもすっきりさが感じられるはずです。

骨の中でもいちばん血流の多いのが脊椎で、背骨のストレッチングを行うことは、体内の血液循環を促す効果もあります。

● お月さまに「おやすみなさい」と挨拶しましょう

東洋の自然観には、太陽を陽、月は陰という見方をし、太陽と月、陽と陰はともに補完しあう関係としてとらえる陰陽二元論があります。そして、東洋と西洋では月に対する考え方に違いがあって、日本にはお月さまを愛でるお月見の風習がありますが、欧米では狼男が満月の夜に

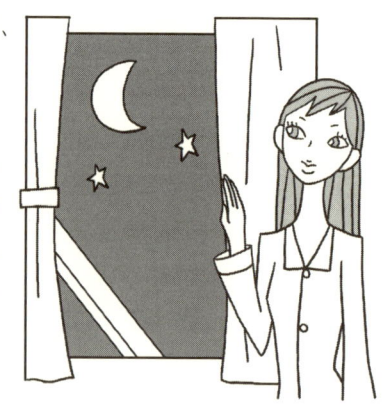

登場する物語もあるように不吉なものとしてとらえられています。

　月の満ち欠けによって体調が変化したり、犯罪が増えたりするというデータもあるほど、月は私たちの体や心と密接な関係があります。日光浴があるように、心静かに月のエネルギーを体内に取り入れる月光浴という儀式もあります。

　朝、空に向かい「今日も1日よろしく」と声をかけたなら、お休み前にもお月様に「今日も無事1日終えました」「おやすみなさい」と声をかければ、心地よく眠れることでしょう。見上げた天に星がきらめいていたならば、しばし宇宙の壮大さに包まれてみましょう。きっと心にやすらぎが訪れるはずです。

● 今日あったことを吐き出しましょう

　ベッドに横たわったなら、スムーズに眠りの世界に入っていけるように呼吸法を取り入れましょう。鼻から息をたっぷり吸って、吐く時は軽く閉じた上唇と下唇のすきまから細く長く時間をかけて息を吐き出すようにします。その吐き出す息にのせて、今日1日過ごした中で起こった嫌な出来事や気になることを、体の中から全部吐ききるようなイメージで息を吐き出すようにしましょう。このとき大切なのは、できる限り無心になって、お腹の底から吐く息だけに関心をよせることです。

　生命を維持するための大事な睡眠をとる前に、今日あった嫌なできごとを後悔したり反省したりすることは、眠りの妨げになってしまうので絶対避けるようにしなければなりません。心地よい眠りを得るためには深い呼吸を行い、心を静めるようにしましょう。そうすることで、眠りに入っていく態勢をつくりやすくなります。呼吸は情動的なものとつながっており、ゆったりした深呼吸を繰り返すことで精神的な落ち着きを得ることができます。普

段から呼吸法を意識する習慣をつけると、緊張状態にあっても精神を安定させられるようにコントロールできるようになるでしょう。

● **すこやかな脳であるために**

　複雑な仕組みの脳を効率よく機能させるには、脳が必要とする栄養素をとることが必要不可欠になります。脳はエネルギー消費量の高い器官なので、エネルギー源となる食物を過不足なく摂取することが大切なのです。規則正しい食生活は、血糖値を一定に保ち、脳を強化します。食物を良く噛むことは唾液の分泌を促進して消化を良くし、記憶力を高めてくれるのです。

　健康を保つ上で忘れてはならないのが「活性酸素」の存在です。体内に取り込まれた酸素の数パーセントがこの活性酸素に変化し、細胞のＤＮＡやたんぱく質を傷つけ、動脈硬化やがんという病気を引き起こすきっかけをつくるのです。活性酸素は非常に不安定で強い酸化力を示します。酸化はさまざまな病気を起こす原因となるので、抗酸化作用のあるビタミンＣやビタミンＥは脳の健康に欠かせない栄養素となります。脳や体を酸化させないためにも脳の血流を良くすることが大切となるので、バランス良く野菜、豆類、海藻類、果物などをとることが必要です。

＊脳の機能や構造を支えている栄養素：たんぱく質
　　魚、肉、豆類、卵、乳製品など
＊脳の神経細胞のエネルギーとなる栄養素：ブドウ糖
　　穀類、麺類、芋類、パン、砂糖、魚、肉、卵、牛乳、果物など
＊脳の機能を維持する栄養素：ビタミンとミネラル
　　野菜、果物、肉類、魚介類、海藻、きのこ、ごま、ココアなど

＊脳の機能を活性化する栄養素：グルタミン酸
　大豆、凍り豆腐、湯葉、かつおぶし、強力粉など
＊脳細胞を活性化する必須物質：
　ＤＨＡ（ドコサヘキサエン酸）ＥＰＡ（エイコサペンタエン酸）
　サバ、サンマ、イワシ、アジ、マグロ、サケ、ウナギなど

セリブラルケアで脳をすこやかに

　過度の緊張状態の持続は日常生活に支障をきたすばかりではなく、それがストレスとなって慢性的に持続してしまうと、さまざまな病気を引き起こす要因となります。

　時間に追われる毎日の中で、ほんの少しだけでも体をいたわってあげることができれば、疲労を引きずることは避けられます。そのためには、自己免疫力と自然治癒力を高めるセルフケアが極めて大切で、それがリラックス＆リフレッシュにつながります。

　リラックス感が得られると、ストレスによって生じた緊張を和らげるだけでなく、ストレスに対する抵抗力が高まり、病気を予防する上で大きな役割を担っています。リラックスすることは、健康な人なら病気の予防のために、病気になってしまったなら体調回復のために必要不可欠なものです。

　もちろんプロの手にゆだねるトリートメントの心地よさは格別ですが、自分で手軽にできるセルフケアにもリラックス効果があります。とくに頭部のセルフケアは爽快感が増し、心身の疲労が緩和されます。ヘッドケアは、緊張している時にはリラックス効果が得られ、弛緩している時にはリフレッシュ効果が生まれます。副交感神経系を活性化させると、心拍はゆっくり打つようになり、血圧は低下して呼吸率が減少します。

　セルフケアは、自分の好みで圧のかけ方を調整できることが強

みです。しかし、あまり強い力をかけると筋繊維を傷めることにつながってしまいます。また、こっているからといって同じ部分ばかり繰り返すことは、かえって痛みを引き起こすことにつながりますので注意しましょう。一ヵ所に長い時間をかけるよりは、全体的にまんべんなく行ったほうがより効果的です。

　これからご紹介するセリブラルケアは、日常生活においてすぐに取り入れることのできるシンプルなものばかりで、疲れを感じている人のストレス解消法として役立ちます。疲れたなと思ったら、その疲れをためこむ前に行って楽になりましょう。

● イメージブリージング

　イメージしながら行う呼吸法はどなたでもすぐにできるセリブラルケアのひとつです。現代人は時間にせかされた暮らしのために、呼吸が浅い状態になっています。浅い呼吸では体内に十分な酸素が行きわたらず、血液は酸性に傾いて血行不良となり、免疫力の低下につながります。だからこそ深い呼吸が大切なのですが、深呼吸は意識しなければ行えない呼吸法でもあります。深呼吸には活性酸素の発生を抑え、臓器の働きを活発にして五感を鋭くさせる効果があります。また、リラックスすることによって精神的な落ち着きが生まれ、多くの酸素が供給されることから、頭痛の緩和にも役立ちます。

　イメージブリージングは次のように行ってみてください。目を閉じて行うとリラックス感が高まります。それだけでなく、精神を落ち着かせるという意味でも目を閉じることをお勧めします。鼻から息を吸う時は新鮮なエネルギーが体内に充満してくるイメージを、口から吐く時はマイナス要素となるものを体内のすみずみから追い出すようにイメージします。

この呼吸法を繰り返しながら、自分のなりたい姿やあるべき姿を思い浮かべます。脳はさまざまなことを想像する機能を持ち合わせていますから、明るい未来を描くようにしましょう。プラスのエネルギーが得られるように記憶として脳にインプットされると、心も体も生きいき活動できるようになります。

● カラーブリージング

　色は内臓の働きに関わる自律神経系にも影響を与えます。自律神経とホルモンの働きは感情と深い関わりがあるのです。したがって、深呼吸を行いながら、心と体が今いちばん必要としているカラーをイメージすることは、自律神経を高めてエネルギーを得ることができ、心身のストレスを軽減させてバランスを整える作用があります。

　温かさを感じる赤や刺激を感じるオレンジは、主に交感神経に作用してアドレナリンの分泌を促進します。エネルギーを活性化する暖色系は血液循環を促進させて心と体にパワーを与えてくれるので、落ちこんでいる時に思い浮かべるとよいでしょう。

　反対にエネルギーを鎮静化させたい時は、青や紫の色を思い浮かべましょう。ストレスを緩和し痛みを和らげる青やリラックスさせてくれる紫は、主に副交感神経に作用して心身の疲労を取り去り、興奮やいら立ちを抑制して気持ちを平静にさせてくれます。とくに紫は疲れをとりやすい色で、精神的ストレスをもっとも軽減する効果があることから、最高のヒーリングカラーといわれています。また、昔から目に良いとされている緑も、脳のバランスをとり筋肉の緊張をほぐして疲れを解消してくれる色です。

　カラーブリージングの効果をさらに高めるためには、お腹を少しずつへこませるようにしながらゆっくり鼻から息を吐き出し、

CHAPTER Ⅳ　脳の健康を取り戻そう

お腹を膨らませるように鼻からたっぷり息を吸いこみます。このとき腹圧を意識すると、血液の循環を促進して全身の血行が良くなります。そうすると交感神経と副交感神経を同時に刺激することができ、腸も活発に動き出します。また、腹筋と背筋のバランスを整えてくれるので、背骨のストレッチングにも役立ちます。

カラーブリージングのやり方

1. 今、必要としているカラーをイメージします。
2. 背筋を伸ばし、目と口を閉じて、鼻からゆっくり息を吐き出しながら頭を少しずつ前に倒していきます。
3. 鼻からたっぷり息を吸い込みながら、少しずつ頭を元の位置に戻していきます。
4. この呼吸法を繰り返しながら、イメージしたカラーを体内に取り入れ、からだ全体もイメージカラーで包みこまれているように想像します。

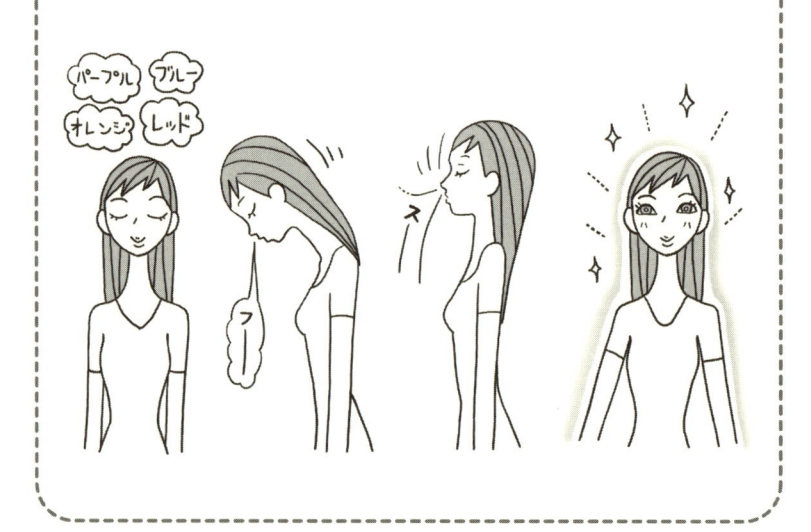

● カラーでパワーアップ

　虹の七色は人体の7つのチャクラと対応しています。チャクラとはサンスクリット語で「光の輪」を意味するエネルギーの出入り口であるため物理的に存在するものではなく、超感覚的な視覚でなければ見えないようです。チャクラにはエネルギーを外界から取り入れて身体に巡らせる役割と各エネルギーの伝達を行う機能があります。臓器や内分泌腺と密接な関連性があり、微細なエネルギー体系の一部とされています。エネルギーの回転する渦が速くなってチャクラが開き過ぎる状態や回転が遅くなり全く動かず滞っている状態になり働きが低下すると、そこからエネルギーの供給を受ける器官の機能も低下してしまいます。ひとつのチャクラに何らかの障害が起こると、他へも不調をきたし、その状態が長く続くとその器官は病気になるとされています。

　基本的に、日中は赤、黄色、オレンジ、ピンクなどの暖色で体を活性化させてエネルギーを得るようにし、夜間は青、紫、藍などの寒色で体を鎮静化して、エネルギーを鎮めて体の機能回復に努めるのがよいでしょう。これらの色合いを、衣類やアクセサリーなどに取り入れ、お部屋のインテリアにも応用するとより効果的です。とくに冷え症の人には赤色の肌着がお勧めです。手足の冷えで悩んでいる人は赤いショーツや靴下を、寒い季節には手袋やマフラーを赤色にしてカラーでパワーアップしましょう。

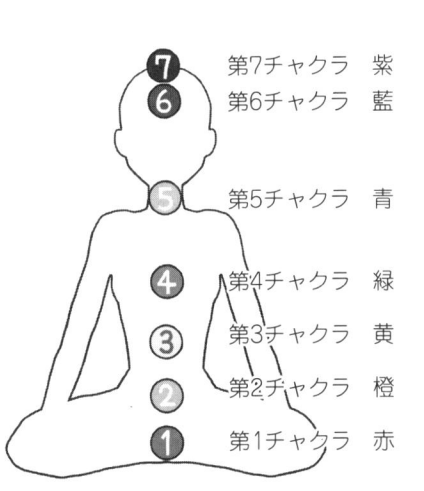

❼　第7チャクラ　紫
❻　第6チャクラ　藍
❺　第5チャクラ　青
❹　第4チャクラ　緑
❸　第3チャクラ　黄
❷　第2チャクラ　橙
❶　第1チャクラ　赤

CHAPTER Ⅳ　脳の健康を取り戻そう

● アロマケア

　アロマケアではアロマセラピーで使用するエッセンシャルオイルを活用しますが、エッセンシャルオイルがない時や香りが苦手な人は、お湯だけでも構いません。ハンドバスとフットバスは血液循環を促進する効果があるので、セルフケアとしてお勧めです。

ハンドバス（手浴）

　洗面器にやや熱めのお湯を入れます。好みのエッセンシャルオイルを1～2滴落としてよくかき混ぜ、10分ほどゆっくりと手を温めます。お湯の中で指をもみ、血液の流れを促しましょう。お湯の量は手首がつかるぐらいが目安です。お湯が冷めてきたら途中で熱いお湯を足しましょう。

　熱過ぎるお湯はすぐ手が赤くなって温まったように感じられますが、表面だけで芯までは温まっていませんから避けるようにしましょう。時間にこだわりなく気持ちよさを満喫できるまで楽しむと、さらにゆったりした気分が生まれてきます。

フットバス（足浴）

　深めのボウルにやや熱めのお湯を入れ、エッセンシャルオイルを2～3滴落としてよくかき混ぜ、10分ほど足を温めます。足首までつかるぐらいのお湯の深さが必要で、可能であればふくらはぎまで温めましょう。血液とリンパ液の循環が良くなって冷えも緩和されます。足が疲れている時、冷えやむくみが生じている時にフットバスを行うと、その効果は絶大です。何より、気分がイライラしている時にフットバスは最高です。温かいお湯に足を浸しているだけで、気持ちが落ち着いて心がやすらいできます。

ダブル効果

　ハンドバスとフットバスを同時に行うと手足を一緒に温めることができるので、血行を促進するダブル効果が生まれます。さらに、エッセンシャルオイルを使用すると、皮膚に浸透して肌あれを緩和してくれます。蒸気を吸入すると鼻づまりや喉の痛みも解消され、蒸気にあたれば吹き出物やニキビにも効果があります。

トリプル効果

　さらに、手・足・顔のトリプル効果を得るには、洗面器の上に顔をかざし、頭からバスタオルをかぶって洗面器をおおうようにします。鼻から吸って鼻から吐く呼吸法をゆったり繰り返しましょう。ただしエッセンシャルオイルの中には刺激が強いものもあるので、使用上の注意をよく守って、顔をかざしている時は必ず目を閉じるようにしてください。この方法は手・足・顔の3部位に対してトリプル効果を発揮してくれます。

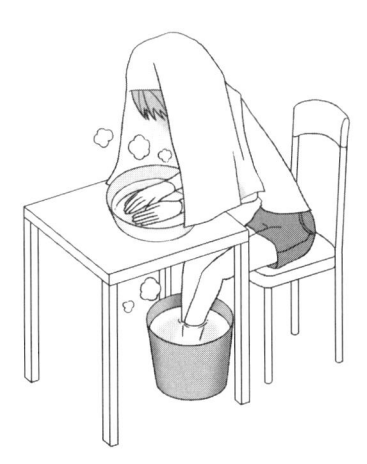

☆ゆったりくつろぎたい時に
　ゼラニウム・ローズ・ジャスミン
　サンダルウッド・クラリセージ
　ラベンダー・オレンジ・ネロリ

☆すっきり活気づけたい時に
　ベルガモット・グレープフルーツ
　ローズマリー・ユーカリプタス
　サイプレス・バジル・ペパーミント

● CHAPTER Ⅳ　脳の健康を取り戻そう

ひとりでできるセリブラルケア

　緊張した筋肉をゆるめる効果があるシンプルなセリブラルケアをぜひお試しください。いつ行ったらよいのか、何回行えばよいのかなどは一切関係ありません。自分が気持ち良いと感じることができれば効果は上がります。回数にとらわれたり、義務感に迫られたりすると、それが逆にストレスになりかねません。
　次に挙げる方法は血液の循環がたちまちよくなり、細胞が活性化してくるのが即座に感じられるやり方です。

● ちょっと・もっと・ぐっと　肩ほぐし

肩を上げる状態を、普通にしている肩の位置から耳の位置まで3等分した高さを決めます。手っ取り早くリラックスさせるには、両肩に力を入れたあと下ろす時に体を脱力させることです。力を急激に抜くことによって筋肉のこわばりを解消することができます。筋肉の緊張と弛緩を繰り返すことで、その落差から筋肉のこわばりがゆるみリラックス状態になるので、心地よさが感じられて気分爽快になります。脱力させる時は体が揺れるような感じで行うとさらに効果が上がるでしょう。

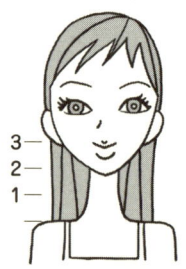

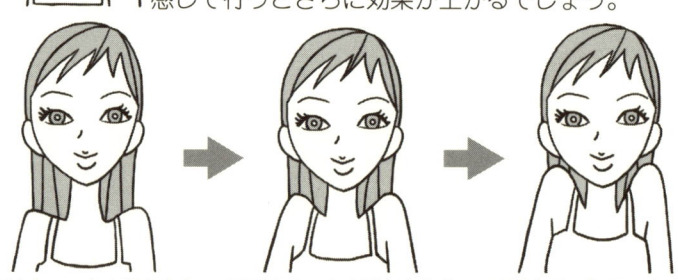

両肩をちょっと上げたあと元の位置へ戻すとき脱力させ体をゆるめます。　→　両肩をもっと上げたあと体をゆらしながら脱力させてゆるめます。　→　両肩をぐっと耳へ近づけるように上げたあと一気に脱力させます。

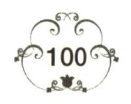

CHAPTER Ⅳ

● ちょっと・もっと・ぐっと　肩甲骨ほぐし

コリを訴える原因のひとつには、肩甲骨際の僧帽筋に疲労物質の乳酸がたまっていることが挙げられます。肩を回すことによって、肩関節に刺激を与えると同時に、肩関節の可動域が広がる効果があります。肩の可動が柔軟になると、血行が良くなって体が温まってきます。

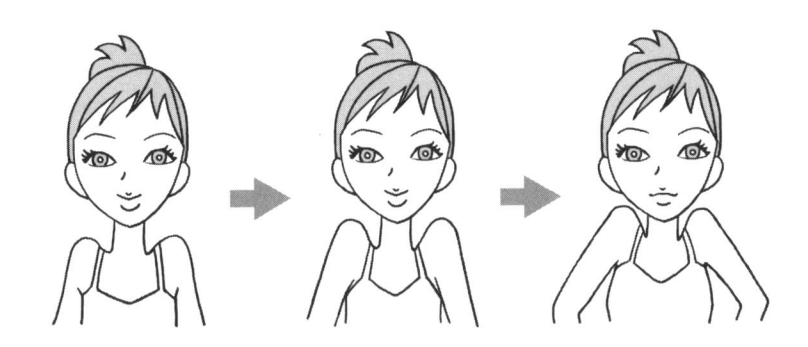

両肩をちょっと前へ回します。

両肩を胸へ近づけるようにもっと前へ回します。

両肩を胸の前で合わせるぐらいに意識して、ぐっと前へ回します。

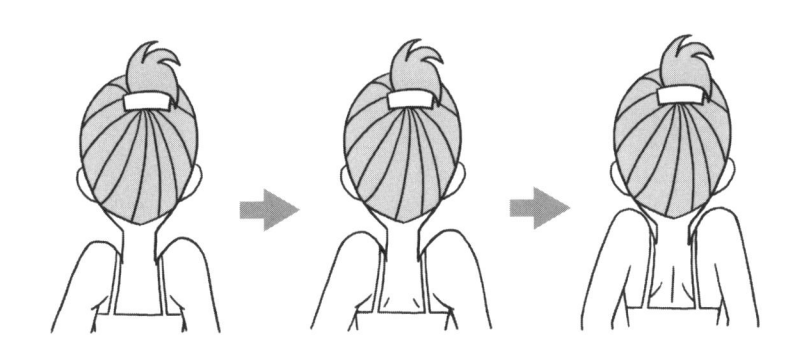

両肩をちょっと後ろへ回します。

両肩をもっと後ろへ回して胸を前へ出すようにします。

左右の肩甲骨を中心で合わせるように意識し、ぐっと後ろへ回します。

CHAPTER IV　脳の健康を取り戻そう

● グー・チョキ・パー　ハンドエクササイズ

　手は使えば使うほど脳に良い刺激を与えます。グー・チョキ・パーの手の運動にはさまざまなやり方がありますが、次に紹介するやり方で少し難度を上げて行うと、脳の活性化に役立ちます。

　慣れると簡単にできるようになりますが、リズミカルに両手で別々にグー・チョキ・パーの形をつくることは意外と難しいものです。しかし、楽しんで行うことによって、脳は喜んで学習してくれます。また、無理そうなことをクリアできるようになると、ドーパミンが大量に分泌されて快を感じ、気分が高揚してきます。リズムをとりながら行うことで、手と手首がほぐれてくるので柔軟性も高まってきます。

　家族や友人と一緒に行うと皆が楽しく愉快になってきます。うまくいかなかった時にはきっと笑いが起こることでしょう。この笑いによって細胞が活性化され、免疫力を高める効果へとつながります。皆でできるゲームのひとつとして活用すると、思わぬところで良いコミュニケーションがとれるかもしれません。

　上手にできるようになったなら、さらに難しいやり方に挑戦してみましょう。グー・チョキ・パーを繰り返す時に、左右の肩甲骨を背中の中心で合わせるような感覚で胸をぐっと広げるようにしてから元の位置に戻します。これを繰り返し行うことによってさらに血行が良くなり、筋肉のこわばりがほぐれて体が温まってくる効果が得られます。

　毎日続けることができれば、血液や体液の循環がスムーズになることから、血行が良くなってコリや痛みが緩和されてきます。手指を動かすエクササイズですから、脳の老化防止にも大いに役立ってくれるでしょう。

CHAPTER Ⅳ

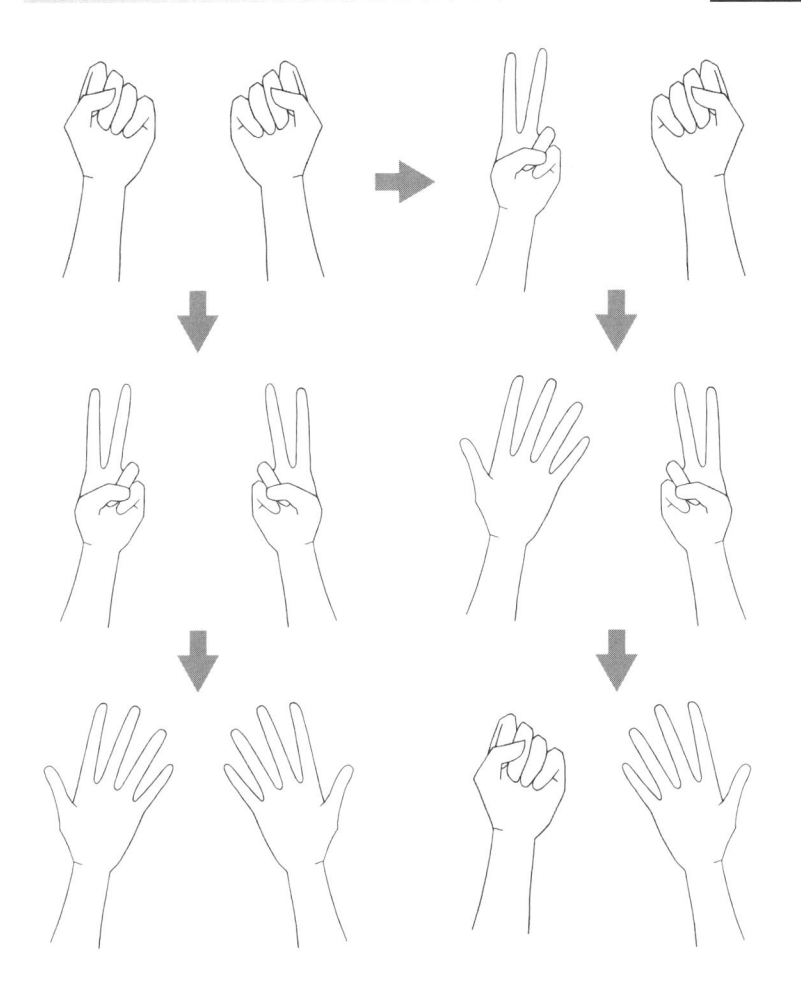

両手を胸の前に出して、最初は両手でグー、次にチョキ、最後にパーをつくります。グー・チョキ・パーの順番を、リズミカルに繰り返します。最初は確認しながらゆっくり行ってみましょう。慣れてきたなら段々とテンポをアップさせて繰り返し行いましょう。

リズムに慣れたら、最初は両手でグーをつくります。次に左手はグーのまま、右手をチョキにします。次は右手をパーにして、左手はチョキにします。最後は右手をグーにして、左手はパーにします。はじめはこの順番を確認しながら手を動かします。リズミカルにグー・チョキ・パーを繰り返しましょう。

CHAPTER Ⅳ 脳の健康を取り戻そう

● **ネックケア**

　頭の重さは体重の約10％にあたるといわれています。首はその重い頭を支えているため、とくにコリやすい部分になります。脳から発信される信号は首を通って、体のすみずみまで送られるので、首は頭と体をつないでいる大切なパイプの役目を果たしているといえます。また、首はダメージを受けやすい部位でもあり、交通事故などでむち打ち症になると、天候に左右されるほどの痛みや吐き気を生じる後遺症に悩まされる人も少なくありません。

　このように首はとてもデリケートな部位なので、力強く押したりもんだりすることは避けたほうが無難です。呼吸法を取り入れながら行うとより効果が上がります。ネックケアはコリをほぐすだけでなく、眼精疲労や頭痛の緩和にも役立ち、体が生きいきしてくるのがわかります。

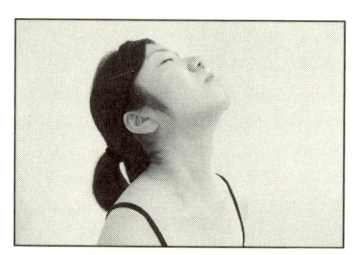

頭を前後にゆっくり傾けます。

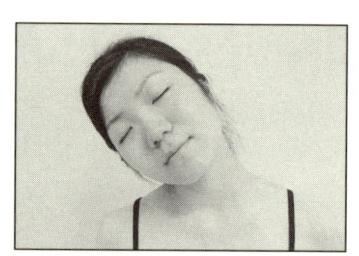

頭を左右にゆっくり傾けます。

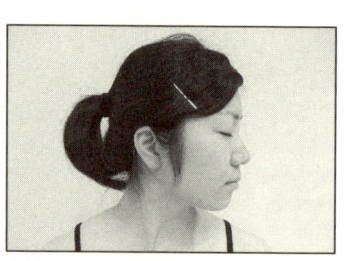

顔を左右へゆっくり向けます。

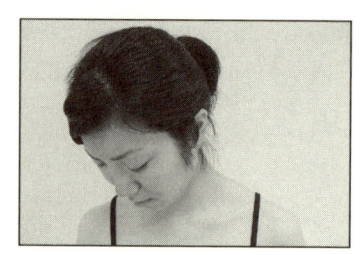

頭をゆっくり左右へ回します。

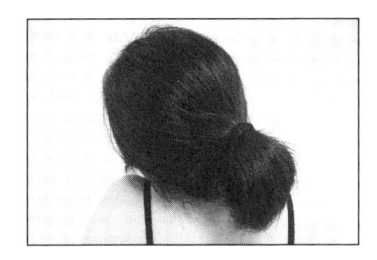

両肩を耳へぐっと近づけた状態に上げて、頭を後ろへ倒し、首と肩の僧帽筋を密着させた状態にします。頭を左右に往復させて、首と肩のコリを同時にほぐします。ミリミリと音がするようであれば、コリがたまっているのでていねいにほぐすようにします。

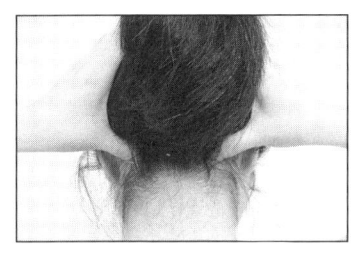

両手の親指を首と頭の境目にある後頭骨の際部分にあて、親指を天井の方へ向けて首を押し上げるようにします。耳の後ろから始めて、少しずつ指をずらしながら首の中心へ向けて押していきます。頸椎の上を押すと圧迫感があるので避けるようにしましょう。

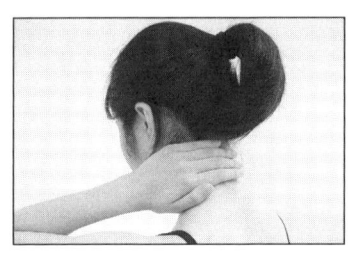

うなじに手をあてます。首の僧帽筋へ密着させた手を左右へ往復させるように動かしたり、手を上下へ動かしたりして、摩擦をかけるようにします。皮膚をこすることによって温かくなってくるので、皮膚温度が上がり血液のめぐりが良くなります。

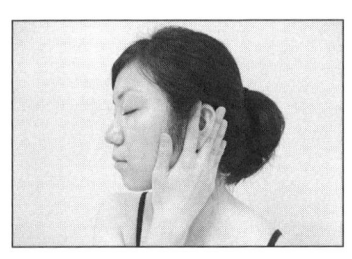

耳を挟むように指をあてます。親指と人さし指は耳の前、他の三指は耳の後ろになります。人さし指と中指で耳の両脇を上下にこすると、耳下リンパ腺が刺激されてリンパの循環が良くなります。耳鳴りを生じている時や、耳の痛みがある時に行うと緩和されます。

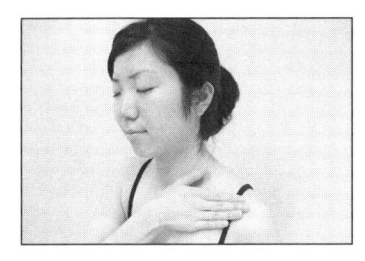

耳をこすったあと、首のつけ根へ向かって手をなでおろし、手を横にして鎖骨の上へあて、その手を肩先へ向けて流すようにします。全身を循環するリンパ液は左鎖骨下静脈と右鎖骨下静脈へ注がれるので、耳・首・鎖骨をていねいに流すようにしましょう。

CHAPTER Ⅳ　脳の健康を取り戻そう

● ヘッドケア

　自分で自分の体をケアしても、快感を得ることはあまりありません。ところがヘッドケアは、自分自身で行っても快感が得られる部位です。ヘッドケアは頭部の血行を促して精神的緊張を取り去り、頭がすっきりすると同時に視界もはっきりとする効果があります。ただし、ひどい頭痛がしている時は避けましょう。

　ヘッドケアはいつでもどこででもできますから、朝はシャキッと活気づけるために、昼はスッキリとリフレッシュさせるために、夜はゆったりくつろぐためにリラックスして行いましょう。時間がとれない場合は、どれかひとつだけでも行えばストレスの緩和に役立ちます。ベッドに入ってから、熟睡が得られるように寝る前に行うこともお勧めです。

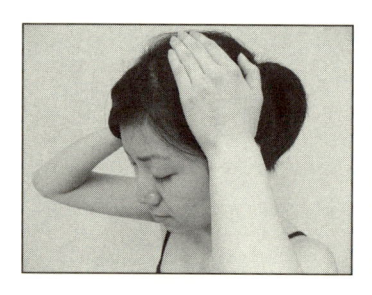

側頭部分に手をあてます。手のつけ根部分は耳の上に触れ、両手の指先は頭頂部で向き合う形になります。頭を挟みこんだ体勢のまま、頭の中心に向かって手のつけ根部分で圧をかけます。徐々に圧を加えた後、ゆっくりゆるませながら手を離します。男性は、頭を挟みこんで持ち上げるようにすると快感が増します。

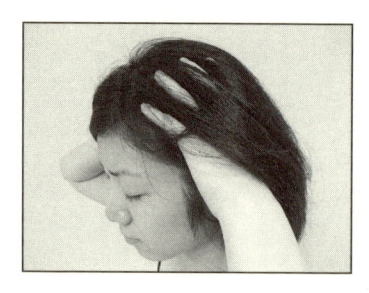

両手の指を頭皮にあてます。人さし指・中指・薬指の指紋部分を頭皮に密着させて、頭皮を上下にゆるめます。耳の上から頭頂部へ、後頭部から頭頂部へ向けて、頭皮をしっかりゆるませるようにすると、頭部全体の血行が促進されます。ただし、血圧が高い方はゆっくりしたリズムで軽めに行うことが大切です。

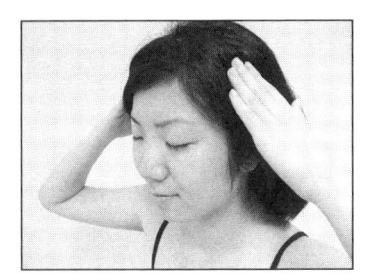

手の指を揃えて頭の上にあてます。両手の指先は頭頂部で向き合う形になります。頭頂部から側頭部へ、頭頂部から後頭部へ向けて放射線状に両手が左右対称になるように同時におろしていきます。頭皮に軽やかな刺激を与えるようにパタパタとリズミカルにたたきます。頭全体をまんべんなく行うとすっきりします。

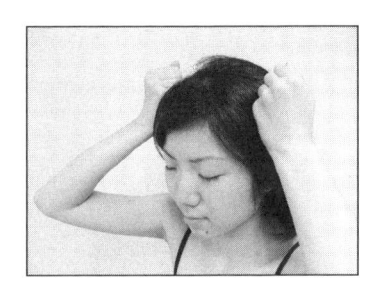

手を軽く握ってグーをつくり、その握りこぶしを頭の上に置きます。頭頂部から側頭部と後頭部へ向けて、頭皮に刺激を与えるように、両手を同時に動かしながら軽やかにたたきます。頭が疲れていてすっきりしたい時は、手を交互に動かすとさらに刺激を感じることができます。強くたたき過ぎないように注意しましょう。

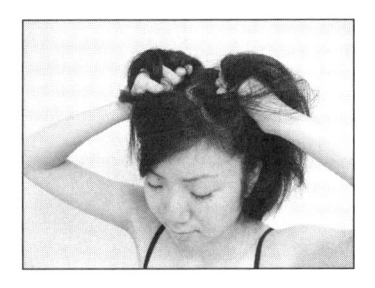

髪を少しとってたばねます。たばねた髪の根元をきゅっとしぼって、ぱっと手を離します。頭皮の緊張を和らげると同時に、毛根に刺激を与えて髪を強くします。両手を使用して左右対称に繰り返すと、より快感が得られます。髪をたばねる時は痛くないように、離す時は髪を引っ張らないように気をつけましょう。

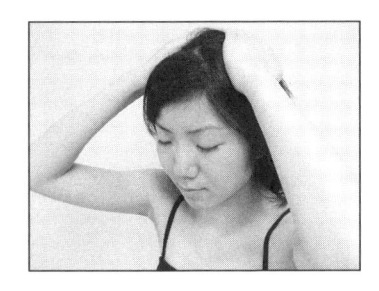

両手を頭の上にあて小指側面が頭頂部で向き合っている形にします。頭頂部から側頭部へ、頭頂部から後頭部へ向けて放射線状に両方の手を左右対称に同時におろしながら優しく毛髪をなでます。「い〜子、い〜子」をしてもらった時のように、気持ちを込めていとおしさを感じられるように行いましょう。

● CHAPTER Ⅳ　脳の健康を取り戻そう

ふたりで楽しくセリブラルケア

　親子で、ご夫婦やカップルで、ふたりでお互いをケアすると相手を思いやる優しい気持ちが生まれてくるメリットがあるので、さらに快感が高まります。触れあうことによってお互いの温もりを感じるとともに、生きている時間を共有することができます。できるだけ静かな環境で癒しの音楽をかけて行うと、高ぶっていた神経が少しずつ落ち着きを取り戻し、やすらぎの世界へいざなわれることでしょう。

　手や足はきれいに洗ってから始めるようにしましょう。また、冷たい手で行うと血管が収縮して血行が悪くなるので逆効果になります。体を冷やさないようにするには温かい手で行うことが大切です。終えた後は丁寧に手を洗い、終了したらできる限りゆっくり過ごすようにしましょう。休息タイムをとることで疲労の回復が早まります。

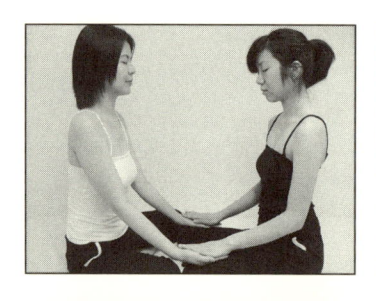

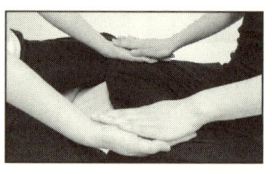

向き合って座ります。お互いの手のひらをそっと合わせ、目を閉じ視界を遮断して神経を休ませるようにしましょう。

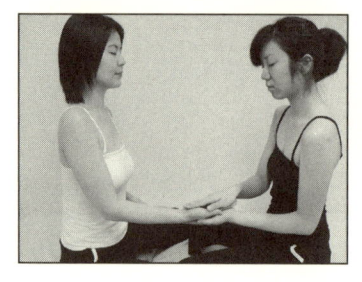

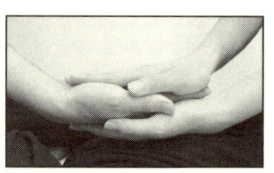

相手の片方の手を両方の手ではさみこむようにします。お互いの手の温かいぬくもりが伝わると、安心感が生まれてきます。

CHAPTER IV

● ふたりでハンドケア

　どのポイントに対しても押す時は息を吐き、ゆるめる時は息を吸うようにします。この呼吸法をふたりが合わせて行うとシンクロナイズ状態になるので、さらに効果が高まるでしょう。ポイントを意識して行わなくても、全体をまんべんなくもみほぐすことによって、皮膚に刺激を与えることができます。ご高齢の方や幼い子には、なでさするというソフトなタッチでも十分効果があります。体内の老廃物を排泄しやすくするために、開始前と終了後に水分をとるとよいでしょう。

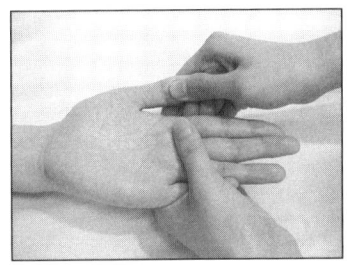

親指から始めて小指まで、爪を立てないように注意しながら親指の腹で押しましょう。

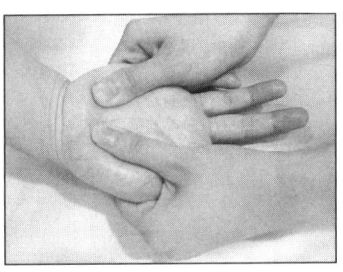

両方の親指の腹で手のひらを押しましょう。指のつけ根から始めて手首まで行います。

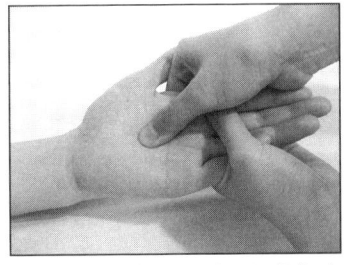

手のひら中央のくぼみに親指をあて、圧をかけて押してからゆるめるようにしましょう。

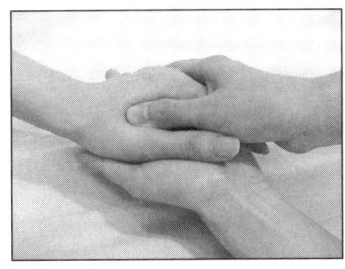

親指と人さし指のつけ根が交わる部分にあるくぼみへ親指の腹をあてて押しましょう。

CHAPTER Ⅳ　脳の健康を取り戻そう

● ふたりでヘッドケア

　頭が痛い時にこめかみへ手をあてたり、困った時につい頭を抱えたりすることがあります。これは体調や感情が直接頭に関連しているからです。このような時は頭部の緊張をとることがお勧めです。そのためには頭皮を優しくゆるめてあげましょう。しかし、早く楽になりたいと思うあまり、力強く行うと頭痛やめまいを引き起こしかねませんから、コリをほぐすような強いタッチで頭に触れることは禁物です。むしろ丁寧に思いやりを持って行うことが大切で、その優しさが相手に伝わると不快な気分を静かに落ち着けることができます。

　ふたりで行う時は、ただ触られているだけでも心地よいと感じるメリットがあります。この心地よさを感じることができると精神状態がとても安定してきます。

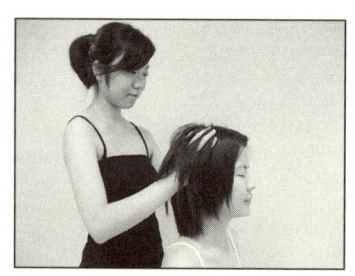

両手の指の腹を頭皮にぴったりあて、指の腹部分で頭皮を上下にゆるませるようにしましょう。

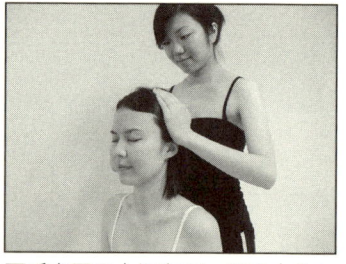

両手を耳の上にあて、頭の中心へ向け徐々に圧をかけたあと、手をゆるめながらゆっくり離します。

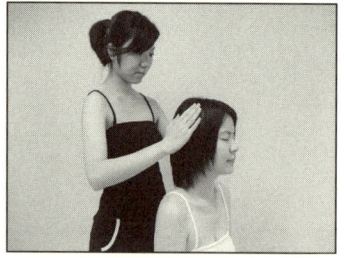

指を揃えて頭上に置きます。頭のてっぺんからリズミカルに両手を同時にパタパタ動かしましょう。

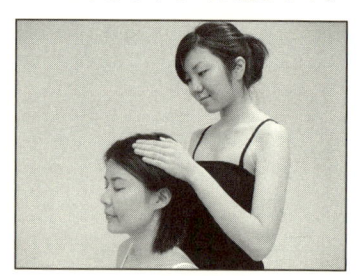

「い〜子、い〜子」といとおしさを込めて、丁寧に頭をやさしくなでてあげましょう。

● ふたりでフットケア

　足裏は人体を投影していて、左足裏は体の左半分の臓器を、右足裏は右半分の臓器に対応しています。足は靴下や靴の中できゅうくつな思いをしていますから、さすったり伸ばしたりして解放感を与えましょう。始める前にフットバスで足を温めると血液循環が促進されるので、さらに効果が上がります。

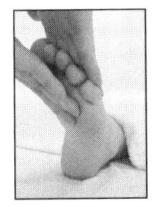

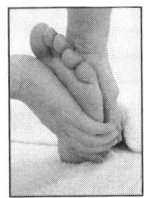

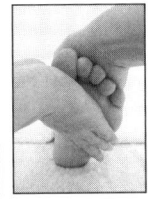

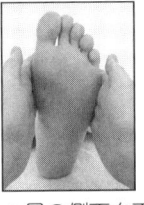

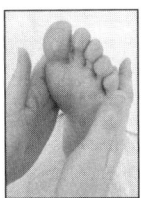

▲足の甲と足裏を両手ではさみます。足首と指先へ向けてこすりながら往復させましょう。

▲足の側面を両手ではさんで、両手を前後へ動かしましょう。

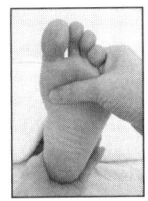

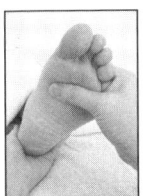

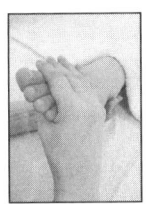

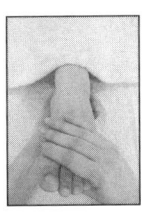

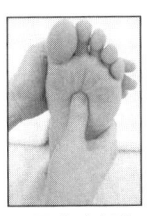

▲手のひらへかかとをのせ、もう片方の手で足を持って足首をゆっくり回します。右回しが済んだら左へ回します。筋を伸ばすようにするとふくらはぎのストレッチングになります。

▲足裏を親指で押して刺激を与えます。

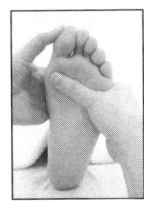

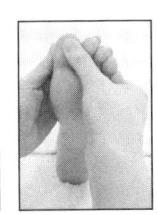

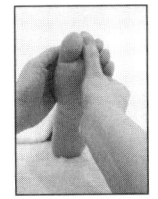

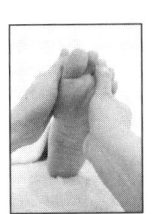

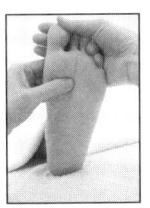

▲親指は頭部に対応しています。すべての指を押す、もむ、回す、引っ張るなどを繰り返してほぐしましょう。足裏は親指の腹で丁寧に押してほぐしましょう。

CHAPTER IV　脳の健康を取り戻そう

セリブラルセラピーで健康増進

藤沼医院院長
NPO法人心身医学臨床研究会理事　　医学博士　**藤沼秀光**

　脳を癒すセリブラルセラピーの創始者水木みち先生をNPO法人心身医学臨床研究会大会にお招きしました。先生が独自に構築したセリブラルセラピーは身体の癒しにとどまらず精神と脳にまで作用する療法です。
　講演前に打ち合わせを兼ねて水木先生にご挨拶したところ、初めから場の緊張を和らげてくれ、初対面から私に安心感を与えてくれました。講演がスムーズに進行したのは言うまでもありません。
　研究会参加中は誰もが講演者の発表に目を凝らして耳を傾け真剣に向き合います。ですから上半身は常に緊張し、しだいに首、肩、腕がこってくるものです。講演も佳境に入って、参加者の後頭部、首、肩の緊張も高まってきた頃、先生はDVDを使用されながらセリブラルケアの指導を行い、参加者自身がセルフケアを同時体験しました。会場の全員が心を一にしてセルフケアをする光景は圧巻です。心身のバランスをとるカラーブリージングという呼吸法も併用しながらセリブラルケアが終盤を迎える頃には頭がすっきりし、何よりも後頭部から首、肩にかけてぽかぽかと温かくなり、凝りがスーッと消えていきました。この気持ちよさは講演後も持続したのです。
　後日、私は水木先生を訪ねてセリブラルセラピーを体験いたしました。その間まるで夢心地の贅沢気分を味わいました。血行が改善されているのは明らかで、肩の筋硬度がセラピー前は左30右32でしたが、セラピー後は左20右16とずいぶん変化したのです。ストレスレベルはセラピー前55のところセラピー後は33に低下しました。体だけではなく心の栄養も補給していただき、晴ればれとした気分になりました。
　また、水木先生からセリブラルケアの方法についてご指導を仰ぎました。私はよく講演をする機会がありますが、途中で聴衆が疲労や眠気を感じているのではと危惧することがあります。そんなとき、セルフケアができたらお互いリフレッシュできるのではないでしょうか。それ以来、私は講演中に聴衆の皆さんたちへセリブラルケアを指導させていただくようになりました。その場が和んで皆さんの表情が生きいきしてくるのが即座にわかります。
　ストレスの多い現代社会においてセリブラルセラピーこそが、緊張やイライラをくつろぎとやすらぎに転換してくれる療法であると確信し、現代人の健康増進に寄与されることを祈念いたします。

CHAPTER V

脳の癒し療法
セリブラルセラピー

CHAPTER V 脳の癒し療法セリプラルセラピー

現代医学が登場する前の治療法

　現代医学が発達したことから、薬の服用や手術を受けることによって、さまざまな病気を治療することが可能になりました。しかし、まだ薬が開発されていなかった時代は、どのようにして病気を治していたのでしょうか。

　何世紀もの間、病気は悪魔悪霊などの類によって引き起こされるものだと考えられていました。そのため、世界各地で悪霊を退散させるためにまじないや呪文を唱え、踊りを舞うことなどが治療法となっていました。日本でも、江戸時代頃までは病気は魔物が起こすものと思われていたらしく、漢方薬や鍼灸よりもおまじないやお祓いに頼る人たちの方が多かったようです。

　現在用いられている西洋医学の薬を使用するようになったのは20世紀に入ってからのことです。19世紀に開発されたアスピリンという薬品が登場するまでは、自然療法に頼るしか病気を治療する方法がなかったため、世界の国々や各地域に代々伝わる伝統療法や自然療法が数多く存在していたのです。

　その後、医薬品や手術などによって病気を治す医療の進歩に加え、多くの先人たちが健康を保つための手技療法を編み出し、世界中に数え切れないほど多種多様なセラピーが出現しました。

　現在、日本には世界中のセラピーが導入されていますが、たとえばインド伝統医学のアーユルヴェーダが日本に初めて伝えられたのは6世紀頃といわれています。仏教伝来とともに仏教医学として伝えられ、その中にインドの慣習としてアーユルヴェーダやヨガも含まれていました。江戸時代にはインドから伝えられたオイルマッサージも行われていたようです。しかし、サンスクリット語による伝来が普及の壁になったようで、中国から伝えられた

漢方医学ほど日本では普及しませんでした。現代の日本でアーユルヴェーダが知られるようになってまだ30余年しか経っていません。また、アロマセラピーやリフレクソロジーなど、すべてのセラピーに対していえることですが、これらが一般の人たちに広く知れ渡るようになったのはごく最近のことで、わずか数年から数十年の歩みしかないのです。

　しかし、最近は西洋医学一辺倒だった医師たちも、マッサージの重要性を認めるようになってきました。それは、マッサージを施すことによって血液の循環が促進されることや筋肉の萎縮が弛緩されることなどの身体症状の改善が目に見えてわかるからです。そして何より、晴ればれとした表情になって気分が明るくなるなど精神面での緊張を和らげることができ、元気になっていく患者が増えていることが現実に起きているからにほかなりません。

マッサージの歴史と法的解釈

　日本におけるマッサージについて歴史的にみると、あん摩は中国医学の流れを汲み、マッサージはフランスの医学に始まったものが、今日では相互の長所を組み合わせたひとつの施術にまとまったといわれています。

　日本が定めている国家資格には、あん摩マッサージ指圧師・はり師・きゅう師・柔道整復師があります。以下、国家資格に関する書から抜粋します。「あん摩マッサージ指圧師は、中国から渡来したあん摩、西洋由来のマッサージ、整体などを取り入れた日本独自の指圧を包括する。はり師は、金属針で経穴に刺激を与え、筋肉を和らげ神経の興奮を鎮めるなど、苦痛を緩和する治療を行う。きゅう師は、漢方療法のひとつで、もぐさを体の表面の経穴に置いて熱し、温熱刺激を与え、神経を興奮または抑制し、自然

CHAPTER V　脳の癒し療法セリプラルセラピー

治癒作用を活発にして、身体の機能回復を助ける治療である。柔道整復師は、中国から伝えられた『殺法・活法表裏一体』を源流とする日本柔術に、西洋医学の知識が導入されて生まれたものとされる」

　財団法人東洋療法研修試験財団によると、以前はあん摩術・マッサージ術と呼ばれ、各都道府県の知事免許となっていましたが、1992年から国家資格として制定されるようになりました。

　したがって法的にみると、民間資格のセラピストが行うセラピーは、あん摩マッサージ指圧師が行うマッサージとはっきり区別する必要があります。実際、警察署から東洋療法研修試験財団へマッサージを行っている施術者について「国家資格を有しているマッサージ師かどうか」という問い合わせが入るそうです。また、各国家資格団体は無資格でマッサージを行っている違法者の取り締まりもしています。

　多種多様なセラピーは、すべて海外から導入されたものです。たとえ世界各地のマッサージ技術資格を取得しても、あん摩マッサージ指圧師の国家資格を持たない人は日本ではマッサージ師として認められていませんし、マッサージという言葉を使用してはいけないと定められています。

　マッサージの名称がつくものには、ボディマッサージをはじめとして、ヘッドマッサージ、ハンドマッサージ、フットマッサージなど数え切れないほどの種類がありますが、これらを使用することもすべて違法であると、東洋療法研修試験財団では述べています。ただし、医師は国家資格を持たなくともマッサージを行うことが可能で、当然マッサージという言葉も使用できるという例外があります。

　世界の国々で、マッサージという言葉が規制されることなく一般的に使用されている一方で、残念ながらこのように日本だけは

法の規定によって使用できないわけです。国家資格を取得していないセラピストはマッサージという言葉を使用せず、サロンメニューにも表記しないよう心がける必要性があります。

　民間資格に関しては、各団体によって設定がまちまちで統一されているものがなく、また資格を規制する法律や制度も存在しない状況にあります。だからこそ、セラピストはセラピーの本質を理解し、セラピストとしての役目をまっとうするために、確かな技術と深い知識を持つことが求められます。

　ある医師の著書に「痛みを感じている時は、鍼灸はともかく整体やマッサージを受けないこと」というアドバイスが掲載されていました。この医師が述べているとおり、痛いところがある時はマッサージを受けることは避けて、養生する方が体を休ませることにもつながります。また、この医師はマッサージ全般に対して警告を発しているとも考えられますから、とくに民間資格のセラピストが気をつけなければならないのは、治療目的でセラピーを行わないこと、医療行為に抵触するようなことは一切行わないこと、医師や国家資格者が眉をひそめるような行為は絶対に避けること、これらを常に心がけなければならないということです。

　英国ではセラピストに対して、「治療するのではなく、お世話する」と指導します。まさにこの言葉通りですから、セラピストとしての役目はどのようなものかについてよく考えてみることも大切になってきます。

時代とともにセラピーも変わる

　中国のあるリフレクソロジースクールに通う生徒全員が、「練習している時からすでに指を痛めている」と新聞で報じられていました。そこには指の痛みを冷やしたり温めたりして、痛みをこ

CHAPTER V　脳の癒し療法セリブラルセラピー

らえながら技術習得に励んでいる様子が紹介されていました。なぜ、痛みを我慢してまで、力強いセラピーをしなければならないのかが理解できません。

　これは中国に限らず、アジアの国々、中でも台湾、香港、韓国、インドなどに代々伝わるものに、力強く行うセラピーが存在していたことに起因しているようです。中国医学では経絡やツボを、アーユルヴェーダではマルマを意識しながら施術を行うため、多少の荒療治も要したのではないかとも考えられます。

　また、日本人の中にも痛いけれど気持ちいいといった刺激を好む人が多くいます。これは、農作業などの肉体労働によってこわばった体をほぐすには、力強さを必要としていたからかもしれません。それとは反対に、欧米の人たちはソフトタッチのセラピーを好むようです。もしかしたらこれは、狩猟民族と農耕民族との生活スタイルの違いによるのではないかと推測されます。欧米人にとってセラピーを受けることは、リラクセーションや健康維持を目的としているために、痛さを感じたり痛みが残ったりすることは虐待につながるという考え方があります。このように、西洋と東洋には考え方に根本的な違いがあるので、それぞれの地域に伝わるセラピーには、民族性の違いも反映されているわけです。

　日本のビジネス界の方々が「欧米型のビジネスモデルを直輸入しても失敗する」、あるいは「異文化を取り入れようとしても、自国の文化の基盤に合わないと駄目だ」と述べていますが、これはそっくりそのままセラピーにも当てはまるのではないかとつくづく感じさせられます。たとえその国にとって歴史ある素晴らしい伝統療法であっても、それを他民族が行う場合は歴史や文化、生活習慣などの違いをよく熟慮しなければならないということです。とくに日本人の国民性は他のどの民族よりも繊細さを持つことを考慮して、海外のセラピーを鵜呑みにするのではなく、環境

や民族性に最も合う方法を研究することが重要です。

　それとともに、時代のニーズや社会のニーズに合わせる応用性も必要になってきます。時代の流れとともに人は変わっていきます。人が変われば、当然セラピーも変わっていくのです。

脳の癒し療法が生まれたわけ

　私がセラピーの分野に携わることになったきっかけはアロマセラピーでした。アロマセラピーというものがどのようなものかを知るために、アロマセラピー講座に参加し、エッセンシャルオイルの効能や嗅覚作用などの講義とハンドバスやハンドケアなどのレッスンを受講しました。その時「アロマセラピーは日本で日本人から教わったが、イギリスへ行ってきちんと勉強してきて、本当のアロマセラピーを伝えたい」という講師の言葉を聞き、本来のアロマセラピーとはどのようなものだろうかと興味が湧いてきました。海外から伝えられたものを直接現地で学びたいという思いからイギリスへ留学し、コンプリメンタリーセラピー（補完療法）コースで各種セラピーを学んだのです。

　イギリスに住んでいた時に、ヒプノセラピー（催眠療法）にとても興味を持ち、スクールに入学しようかどうか悩んだ時期があります。しかし、結局習わずじまいになった理由のひとつに、ヒプノセラピーによってクライアントの心の奥へ入っていき、忘れ去られていたことや思い出したくないことを引き出したその後について抵抗を感じたからです。

　その人の心の内を引き出そうとしなくても、セラピーが終わった後に、クライアント自身が心の内にためていたマイナスの感情を自然に吐き出してくれるほうがよいのではないかと考えたのです。私は、人の指示や誘導によるものではなく、本人自身が答え

CHAPTER V 脳の癒し療法セリブラルセラピー

を導き出すことによって、生き方や考え方を変えることができるタッチセラピーを選択しました。

　私たちの体は、頭や手足がバラバラに作動しているのではありません。一つひとつがそれぞれの部位の動きであったとしても、実際にはそれらが密に関連して動いています。ですから、セラピストはその人の全体について考慮する必要があります。また、筋肉のコリを緩和するだけでなく、精神的緊張からくる疲れを取り去ることが大事になってきます。こうして、私はホリスティック（全人的）なタッチセラピーの重要性を知るに至りました。体だけではない、心だけでもない。その両方に加えて「脳を癒す」ことが、最大のストレス解消方法であると確信したことから、「脳・心・体を癒すセリブラルセラピー」が誕生したのです。

セリブラルセラピーの特長

　「セリブラル：cerebral（大）脳の」を意味することから名づけられたセリブラルセラピーには、タッチングの手技以外にも次の要素が含まれています。

　生命を維持するブリージング、心をやすらかに鎮めるメディテーション、香りの効能が作用するアロマセラピー、気持ちを静めるミュージックセラピー、自然治癒力や自己免疫力を高めて健康を維持するアーユルヴェーダ、イメージをふくらませるカラーセラピーなどを一連の技術として統合し、体と心を癒すだけではなく、とくに脳を癒すセラピーとして構築されました。その最大の特長は、ただ単に気持ち良さを感じるだけのセラピーではなく、ストレス社会に生きる現代人に必要な心身の癒し、とくに精神面での緊張を緩和することを目的としています。

　では、なぜ脳に癒しが必要なのでしょうか。答えは明快です。

それは正常な人間としての心身の働きを取り戻すためです。脳は働かせるだけではなく、休息を与えてあげることも忘れてはなりません。人体すべての指令センターである脳の精神的緊張をとることで、心も体も脳も癒されることにつながっていきます。心や体が疲れたという指令は、すべて脳から体のすみずみへ発信されるのです。

　現代人はストレスが蔓延した社会で暮らしているために、体の疲れ以上に精神的な疲れが上回って、心にもコリをためた状態で苦しんでいる人が多勢いるのです。疲労困憊している方やうつ傾向にある方には、とくに脳へのアプローチが望まれます。

　セリブラルセラピーを受けられた後は、自然と笑顔があふれてきて明るく前向きになる人が多数います。これこそがセリブラルセラピー最大の効果で、クライアント自身が心のスイッチをマイナスからプラスへ切り替えることができた証拠です。

　心に不調を感じた人は、まず精神科や心療内科へ足を運ぶことでしょう。しかし、現実には投薬やカウンセリングだけで人の心を癒すことは難しいようで、何年も通院しているのに一向に快方へ至らないという患者も大勢いるそうです。

　その点、セリブラルセラピストは余計な言葉がけをしなくても、クライアントにタッチセラピーを施すことで、クライアント自身がセラピー中に何かを感じ取り、良い方向へ変わっていく、そんな姿をたくさん見てきています。セリブラルセラピストは、実際にクライアントの心と体が解放される瞬間を目の当たりにできるのです。だからこそ、セラピーを行っていることがとても楽しく、体に触れさせていただくことを大変ありがたく感じています。また、クライアントの喜ぶ姿を見て、ともに喜びを共有できる醍醐味もあります。クライアントのために役立つセラピーを施すことのできたセラピストは、素晴らしい達成感を得ることができるの

です。職業のひとつとして選択したセラピストという仕事を単なる技術職としてとらえるのではなく、クライアントにとってプラスになるセラピーを行い、ともに一体感を得ることが大切です。セラピーを通してクライアントへ誠心誠意を尽くし、心身へくつろぎと解放感を与えることができると、セラピーを成就させた達成感を得ることができます。このようにセラピスト自身が仕事に対する満足感や楽しさを実感することで、生きがいを感じ、さらなる成長へとつながっていくのです。

セリブラルセラピーによって、クライアントとともにセラピストも「ポジティブシンキングで楽しい人生を！」送って欲しいと願っています。

セリブラルセラピーの5大効果

セリブラルセラピーは、リズミカルタッチの手技なので、身体面での疲労解消はもとより、ストレスなどの精神的な緊張から生じる疲労に効果が高いといわれています。

セラピーを受けて心身へ深いリラクセーションが感じられ、うっとりするような夢心地の状態になっている時は、ホルモンの分泌を促進する作用があります。

心身面に作用する主な効果として、次のような事例が数多く報告されています。

◆ 精神面
　◇ 健やかな心を育みます
　◇ 精神的緊張を緩和して精神的ストレスを解消します
　◇ 精神的疲労を緩和して気持ちが明るくなります
　◇ 快眠が得られることにより脳に休息を与えます

◇ 前向きな思考作用になり自信がみなぎってきます
　　◇ 集中力が増して思考力と記憶力を高めます
◆ 身体面
　　◇ 細胞組織へ多くの酸素を供給します
　　◇ リンパと血液循環の促進により老廃物を排出します
　　◇ ホルモンの働きと酵素の分泌を高めます
　　◇ 免疫系や神経系を強化して老化を遅らせます
　　◇ 筋肉のこわばりや痛みを緩和して可動域を広めます
　　◇ 肌質や毛質を改善してつやときめの良さが得られます

★ セリブラルセラピーの5大効果
　☆ ポジティブシンキング生きがいを感じる効果
　☆ 脳の鎮静化・活性化に作用するメンタル効果
　☆ 真のリラクセーションを生むヒーリング効果
　☆ 体内の老廃物毒素を排出するデトックス効果
　☆ 美容と健康に作用するアンチエイジング効果

セラピー効果をより高めるために

＊効果が上がるセラピーの受け方

　クライアントはセラピストに対して、身も心も素直にゆだねることが、何よりもセラピー効果を上げることにつながります。そのためには、セラピーを受ける時間をゆったりくつろげるリラクセーションタイムとしてとらえ、緊張することなく、かつ遠慮することなく、セラピストに要望を伝えましょう。

　セラピーを開始する前に必ずコンサルテーションを行います。コンサルテーションとはクライアントについて禁忌事項を確認し、ライフスタイルを聞いて、今どのような状態にあるかを把握する

CHAPTER V　脳の癒し療法セリブラルセラピー

ために必要なものです。ですから、コンサルテーションを実施してこそ、良いセラピーにつながっていくということを理解していただく必要があります。

　セラピー前に眼鏡や腕時計、ネックレスなどのアクセサリー類など、身につけているものをはずしたほうがより快適に受けることができます。着衣のまま受けるセラピーの場合は、靴下を脱ぐこと、ボタンやファスナーをゆるめること、ベルトをはずすことなどによって、緊張した体をさらに解放させてくれる手助けとなってくれます。女性の方はブラジャーの留め具をはずすだけでも、さらにリラックス感が上回ります。もし可能であれば、コンタクトレンズや入れ歯などもはずすと、よりゆったりとした気分でセラピーを受けることができるでしょう。

　セラピーを受けている最中に気持ちが良くてうとうとし、そのまま心地よい眠りの世界に入っていく人は、セラピー後は体のコンディションが良好になって心身が軽く感じられるほどさっぱりとした爽快感に包まれます。しかし、中には眠ってはいけないという遠慮からか、必死に眠りをこらえようとする人もいるようですが、これは本当にもったいないセラピーの受け方になります。なぜなら、ごく自然に眠りの世界に入ることは、心身をしっかり休ませる最高のごちそうになるからです。セラピー中に熟睡できると、その後の体の回復には目を見張るものがあります。

　セラピーを受けて心理的リラクセーションが促進されると、身体的にもリラックスでき、心臓の拍動も穏やかなリズムになります。また、こわばっていた筋肉が弛緩することによって、それまで緊張した筋肉に圧迫されていた血管が拡張して血流が増大し、血液が末端まで流れることにより皮膚温度の上昇が見られるようになります。しかし、炎症を起こしている時や痛みを感じている時は、セラピーを受けることは避けたほうがよいでしょう。

ぜひ、セリブラルセラピーによって、心身が癒される実感を味わい楽しんでいただきたいと思います。

*セラピストの心がけ

　セラピストは手が命です。爪は短く清潔にして傷のないなめらかな皮膚の手であるために、ハンドケアを怠らないようにします。手が冷たいままで行うと、クライアントの体の温度が確実に下がって寒さを感じさせてしまいます。これはスキンタッチセラピーだけに限らず、着衣のまま受けるセラピーにも当てはまることです。冬の季節や気温が低い時は、あらかじめ手を温めておく配慮が求められます。

　いくらテクニックが上手であっても、ガサガサに荒れた手によるタッチでは不快感が残り、到底満足されるセラピーを提供することはできません。テニスやゴルフなどのスポーツによって手の皮膚の一部が硬くなることがありますが、その硬くなった部分が触れたことによって起こる皮膚刺激は不快につながります。また、寒い時期になると爪ぎわの皮がむけてささくれになってしまうことがあります。そのほんのわずかな角質がクライアントには荒れた手に感じ、ささくれだった指先はナイフのような鋭利さを感じさせてしまうことがあるので要注意です。したがって、日頃から家事を行う時は手袋を着用して手が荒れることを避けるようにし、重い荷物を持つ時は指や手に負担をかけない持ち方を心がけましょう。

　また、セラピー直前に伸びた爪を爪切りでカットすることは絶対に避けるべきです。なぜなら、爪は何層もの重なり合いから形成されているので、爪切りでカットすると目に見えない割れができるからです。爪切りを使用した時はカットした爪の部分をやすりで滑らかにし、お湯に手を浸してやわらげておく配慮をしなけ

CHAPTER V 脳の癒し療法セリブラルセラピー

ればなりません。

　ふくよかで温かい手によるセラピーは、それだけで快感を覚えるものです。セラピストとして良い手とは「指紋のないような手」と表現されます。そのように滑らかな手はクライアントにさらなる心地よさを与えてくれます。

　最上のセラピーを行うために、セラピストは体調管理と精神状態を整えておくことが大切になります。そのためには、クライアントを迎える前にセラピスト自身の呼吸を整えて気持ちを落ち着かせ、手のひらへエネルギーをためるように精神を集中させて、セラピーのイメージトレーニングをします。クライアントに喜んでもらえるセラピーに仕上げるコツは、クライアント一人ひとりに合った圧加減を調整することとポイントを的確にとらえること、これらを心しておくとさらに効果が上がります。

　セリブラルセラピーの特長のひとつになるのが「セラピストも癒される」という点です。セリブラルセラピーはダンスをしているようなリズミカルな動きと、指や手の使い方、正しい姿勢とポジションを大切にしているため、セラピストの体への負担が一切ありません。

　セラピストも癒される本物のテクニックを行うために必要なことは、次の3点です。

　　＊グラウンディングして呼吸を整える
　　＊足のポジションから向きまで留意して正しい姿勢を保つ
　　＊質の高い気持ち良さを提供できるように精神を集中させる

　これらはセラピーを気持ち良く行うために、そしてより良い効果をあげるためにセラピストが心がけるべきものです。

　グラウンディングとは、地に足がしっかりついて、グラつくことなく立つ状態を指します。ふらふらしているセラピストからセラピーを受けても、良い結果は生まれてきませんから、自分の2

本の足が地球の核部分につながっていてふらつかない状態をイメージします。そのうえで呼吸や姿勢を意識すると、セラピスト自身も癒されて、セラピーによる疲労を避けることができます。

皮膚刺激によるさまざまな効果

　セラピーは緊張した筋を弛緩させることで、疲労を回復させる大きな要素を担っています。そして、解放感や安堵感、贅沢な気分などが得られるメリットがあります。それは、何よりも人の手にゆだねる快感が上回るからでしょう。

　とりわけ、頭部のセラピーは何とも言えない快感が持続し、頭部の神経の源となる脳脊髄液の循環を促進します。脳脊髄液は脳室脈絡嚢（しつみゃくらくのう）でつくられ、頭蓋内から全身に流れている無色透明な液体です。ストレスや感情の未消化で緊張が高まると、脳脊髄液の流れのバランスが崩れてしまいます。ヘッドケアを行うと、頭皮の緊張がゆるんで血液循環が良くなって血行が改善され、脳への酸素供給が高まります。それによって頭痛の緩和や眼精疲労も改善されますが、いちばんの効果はなんといっても、スッキリ感が得られて視界が開けたように明るい気持ちに切り替わることができることです。感情面に変化があらわれてポジティブな思考が生まれてくると、生命力が湧きあがり、幸福感が得られて生きいきした体になっていきます。

　皮膚に適切な刺激を与えると、新陳代謝を促して老廃物と古い細胞を流し去り、新しい細胞の形成を促進する効果が得られます。皮膚を刺激すると、各種ホルモンの分泌と関わりの深い自律神経のバランスが整えられ、大便の回数や量が増えて腸内がきれいになり、体内の老廃物が排泄されると皮膚もきれいになります。

　筋肉が弛緩すると血管が拡張して血流量が増大し、血液が体の

CHAPTER V　脳の癒し療法セリブラルセラピー

　末端まで流れて皮膚温度の上昇が起こるので、肌の色つやが良くなり張りが出て、表情が豊かになります。また、皮膚には感覚機能、反射機能、保護機能といった3大機能があり、常に脳と密接な連絡を取り合っています。皮膚に刺激を与えることによって、脳は抗うつ物質、抗老化物質、抗がん物質、循環を高めるホルモン系統の分泌を活性化します。そして、心身両面にリラックスが得られると心臓の拍動も穏やかになります。さらに、疲労物質である乳酸がたまって緊張した筋肉を刺激することは、筋肉を柔軟にして血液やリンパの循環を促し、循環器系、呼吸器系などの機能を回復させ、体内から老廃物や毒素を排出させます。

　心と体の密接なつながりが影響しあってマイナスの方向へ進んでしまうと、バランスが崩れて結果的に心身両面へ異常をきたします。心身のストレスを減らすためには、セラピーによって得られるリラクセーションは必要不可欠なものです。

　精神的ストレスが解消されると、心に落ち着きを取り戻してエネルギーがみなぎってくるので、クライアントの表情はセラピーの前と後では明らかに違いが出てきます。その変化はまず目に輝きが出て、肌のつやが良くなり、心と体の疲れがとれることからとてもやさしい穏やかな表情へ変わっていきます。ストレスが増長されることによって視野が狭くなってしまうことがありますが、眼精疲労もとれて目が大きくなったように感じられ、視力が良くなったのではないかと思えるほど視界がはっきりすることが多々あります。セリブラルセラピーを受けたその夜も心地よい睡眠が得られるので、ぐっすり眠りにつくことができ、翌朝は快適な目覚めが得られます。

　総合的なアプローチにより精神的緊張や疲労を取り除くばかりか、心身にたまっていたマイナス感情を解放するのに、セリブラルセラピーは効果的です。セラピーを定期的に受けることは美と

健康を保つアンチエイジングにつながり、全身をくつろがせて精神に落ち着きをもたらしてくれるメンタル効果も期待できます。

オイルの相乗効果

　皮膚に吸収されたオイルは、皮下組織へ浸透して脳脊髄液に伝わり、全身を巡って血液やリンパ液の循環状態を改善し、代謝を促進して毒素の排出を促して浄化します。体の中でもいちばん面積が広く最大の器官である皮膚にオイルを塗ると、皮膚機能を高めて皮膚疾患を予防し、ホルモンの分泌を促進して免疫力と治癒力を高める作用があります。皮膚に健康な色つやを与えると同時に柔軟性と弾力性を増し、皮膚を保護して抵抗力を高めます。セラピーを行う時にオイルを使用するのは、皮膚に過度の摩擦を起こすことや不快感を生じるのを防ぐ目的もあります。

　オイルケアを習慣にすると、血液組織や筋肉組織を強めて、運動神経を活発にすることができます。白血球と抗体の生産量を向上させ、感染症やウイルスに対して抵抗力を与え、免疫力を強化します。精神的疾患や皮膚疾患における効果もあり、全身の健康を向上させてくれます。

　また、頭にオイルを塗ることを習慣にすれば、毛根を強化して頭皮状態の改善に役立ちます。栄養を与えられた毛髪は強くしなやかになり、抜け毛予防にもなります。アーユルヴェーダでは頭頂部にオイルを塗ると、脳や神経系の鎮静化と活性化を助けて精神力がみなぎってパワーがあふれてくることから、非常に有益とされています。このようなことから、インドやネパールでは赤ちゃんの時から健康を願ってオイルセラピーが施されるのです。

　鎮静作用・強壮作用・殺菌作用など多くの効能を持つエッセンシャルオイル（種々の植物の花・葉・果実・枝・幹・根などから

CHAPTER V　脳の癒し療法セリブラルセラピー

抽出した芳香・揮発性の油）は嗅覚の手助けとなって、セラピー効果を高めてくれます。情動脳系へすばやく働きかけ、感情のゆがみを拭い去り、ストレスを軽減させる効果を生み出します。

　体に最も深い影響を及ぼす嗅覚の伝達回路は、海馬や扁桃体につながっています。五感や内臓感覚などすべての情報は扁桃体に送られます。扁桃体は快情動と不快情動に関係していて、刺激に対する快・不快について評価を行います。匂いについてはストレートに情動反応を起こします。快感のメカニズムに関与しているのが快感中枢と神経伝達物質のドーパミンで、ドーパミンが放出されると中枢神経で興奮が起こり、快感が高まります。

　エッセンシャルオイルにはさまざまな効能や香りがありますが、各人によって好みに違いがあるので、効能だけで選ぶのではなく、好きな香りと感じたものが今いちばん心と体が必要としているものであり、功を奏します。

　また、エッセンシャルオイルを使用する時は希釈率に注意しましょう。エッセンシャルオイルを単独で体に塗布することはしないので、必ずベースになるキャリアオイルにブレンドしてセラピーに使用するオイルをつくります。この時に大事なのが希釈率になります。希釈率とはキャリアオイルに対してエッセンシャルオイルを何滴ブレンドするかによって決まる比率をあらわしています。高血圧症・低血圧症・妊産婦・アレルギー疾患・敏感肌・過敏肌の人へ使用する時は、希釈率と注意点に十分留意することが必要です。クライアントの症状によっては使用しないという選択肢も考えておきましょう。

注意しなければならない症状

　セラピーを行う時には数々の注意点があります。そのひとつに

体の安全のために避けなければならない禁忌があり、これはセラピーを行ってはいけない状態を指します。セリブラルセラピーの禁忌として、とくに次の3つの症状が挙げられます。ただし、これらの症状に該当していなければセラピーできるというものではありませんから、セラピー前にクライアントの状態についてきちんと把握しておくことが大切です。

1．熱っぽいとき

　少しの熱だから大丈夫だろうと安易に考えてはいけません。なぜなら、セラピーによって血液循環が良くなることで細菌を体内に巡らす恐れがあり、だるさや発熱を生じてしまう可能性があるからです。風邪かもしれないというような疑わしい場合も避けるべきです。また、たぶん疲れのせいだからセラピーを受けたほうが楽になるだろうと、早く治したいがためにセラピーを受けることは絶対に避けるべきです。

2．高血圧症

　降圧剤を服用中の人のセラピーも避けたほうが無難です。薬を飲んでいるから血圧が下がっているだけで、健康な人の正常血圧の状態とは違います。高血圧の人は血液循環不良のため肩こりを生じていることが多いので、どうしても力強いセラピーを好むようです。しかし、応じるままに行うと、体が熱くなってボーッとなり、めまいがして気分が悪くなってしまう恐れがあります。

　日本高血圧学会のガイドラインでは、収縮期血圧（最大血圧）は120mmHg、拡張期血圧（最小血圧）は80mmHg未満が正常で、140/90mmHg以上になると高血圧と判断されます。高血圧の人は血圧が正常な人に比べて、脳や心臓に病気が起こるリスクが高くなるという研究報告があり、脳卒中や心臓病になる確率が約

2.8倍になるというデータもあります。

　血圧を測った時に正常数値範囲であったとしても、セラピーにより血液循環が良くなって、フワフワ感を生じることがあるかもしれないので、数値だけを過信しないように注意してください。

3. むち打ち症

　むち打ちを経験して3ヵ月以内の場合は、セラピーは避けるべきです。また、年月が経過していてもダメージを受けている部分のトリートメントは要注意です。首はデリケートな部位であるがゆえに緊張をためやすくコリやすいのですが、そのコリをほぐそうとして力強く行うと、むち打ちを起こした時の嫌な出来事がよみがえってくる恐れがあります。トラウマとなってしまっていることを思い出させるようなことは、一切避けなければなりません。

　この他に挙げられるものに心臓病があります。心臓は命の源ですから、不整脈がある方やペースメーカーを装用している方のセラピーは避けたほうが無難でしょう。また、生理中や妊娠中の場合は圧加減に十分気をつけるとともに、使用するエッセンシャルオイルの注意事項をきちんと守ることが大切です。そして、頭痛や腰痛を起こしている時、炎症を起こしている時などは安静にしてセラピーは避けるようにしましょう。

人生は楽しく、仕事も楽しく

　セラピーを受けたクライアントから「不思議」という言葉をよく聞かされます。なぜそのような感覚になる人が多いかというと、セリブラルセラピーが人体の最重要器官である頭部に触れて脳に働きかけ、メンタル効果とヒーリング効果を生み出すからです。

クライアントの心身の状態を読み取りながら、その人その人に合った圧加減で心身の疲れを取り去っていくので、そのような感覚が生まれてくるようです。

　また、セラピーを終えたセラピストたちからは「自分も気持ちよかった。セラピー後の疲れがない」と口を揃えたように言われます。これはセリブラルセラピーが、クライアントとともにセラピストまでも癒す手技・手法になっているため、姿勢や動作、リズミカルさをとても大切にしているからです。セリブラルセラピーに強い力は必要ないので、セラピストが疲労を感じることはなく、かえって快調になる不思議なセラピーです。

　理想的なトリートメントを行うにはセラピストの知識と技術が必要です。心地よい環境の中で、確かな技術を持つセラピストによる思いやりあるタッチは、クライアントの体はもちろんのこと、精神に対しても深いやすらぎを与えます。

　クライアントの体に触れて、今どのような状態にあるのかを読み取っていくことは大切な作業のひとつです。テクニックの手順や回数だけに夢中になっていると、本来の気持ち良さがクライアントに伝わりません。セラピー中は余計なことを考えず、今、目の前にいるクライアントのことだけを考えるべきです。クライアントからゆるぎない信頼を得ることが、理想的なセラピストとしての第一歩です。信頼を寄せてくれるようになると、安心して身を任せてくれるのでセラピーがしやすくなり、クライアントとともにセラピストも穏やかに癒されるようになります。性別の違いをはじめとして、年齢層や職業によるストレスの度合いをしっかりと把握して、セラピーに臨むことが求められます。

　男性のトリートメントは、女性の体の骨格筋の厚みと違いますから、しっかり圧をかけないと十分な満足感を与えることができません。しかし、背中の部分は女性に比べて男性のほうが広いた

め、張り切ってセラピーを行うと疲れてしまい、それ以降に支障をきたしかねません。夢中になってコリをほぐそうとするあまり、力み過ぎると息が上がり、辛くなってしまうので注意しましょう。しっかり行っていることをわかってもらうためには、圧の調整とポイントを的確にとらえることが重要になります。

しかし、注意することばかりにとらわれていると、気持ちに余裕のない状態がクライアントへ即座に伝わってしまいます。そうならないためにも、過剰に意識することなく、自然体でセラピーできるように自己研鑽を重ねるべきです。

「人生は楽しく、仕事も楽しく」をモットーにすると、セラピスト自身も大きな成長につながっていきます。生きいきとしたセラピストの細やかな配慮はクライアントへも伝わり、波及効果を上げることにつながります。

セリブラルセラピーの必要条件

いつでも誰にでも最上のセラピーを行うために、セラピストは常に体調と精神状態を整えておくことを心がける必要があります。そのためには、セラピーを開始する前に呼吸法を取り入れて心を落ち着かせ、手のひらへエネルギーをためるように精神を集中させます。精神を統一させることは、セラピー効果を上げるためにとても大切です。

次にセリブラルセラピーの効果を最大に高めるために、必要とする4つの条件を挙げてみます。

1 確かな技術

まず、絶対条件となるものに、確かな技術が挙げられます。これはただ単にテクニックの順番を覚えただけの技術ではありませ

ん。クライアントへ真のリラクセーションを与えて満足してもらえる技術。これこそが確かな技術といえます。そのためにはクライアント一人ひとりに適した圧加減を調整する応用力と観察力が求められます。マニュアル化されて決まりきったテクニックは平均的なものであって、快感や満足感については個々に違いがあることに気づくことが技術上達への第一歩です。

2 深い知識

確かな技術を身につけるためには、さまざまな知識が必要です。解剖学や生理学、ストレスマネジメントやオイル類についてなど、セラピー全般にかかわる深い知識が求められてきます。またクライアントの質問や疑問に的確に応えられるように、努力を惜しまず研鑽に努める学習意欲が求められます。

3 愛と思いやり

確かな技術を生かすために、クライアントをいとおしむ感情や愛と奉仕の心を持つ思いやりの心が求められます。そして、ホスピタリティ精神を持ち合わせている人こそがセラピストの職業を選択すべきであり、セラピストとしての人間性が必要とされます。誰しもが上手なセラピストにセラピーして欲しいという願望を持っていますが、決して技術だけを求めているのではありません。このセラピストのセラピーを受けたいという根底には、信頼を寄せてくれていることにほかなりません。そのためにはすべてに関して気配りができるセラピストに成長することが大切になります。

4 素敵な笑顔

クライアントに安心感を持ってもらうには笑顔がいちばんです。作り笑いや薄笑いの表情では、クライアントに居心地の悪さを与

えてしまいますから、心から素直に湧きあがってくる素敵な笑顔のセラピストでいることが大切です。

セリブラルセラピーの重要ポイント

　セラピストとして心がけなければならない4つの必要条件のほかにも、セリブラルセラピーには重要なポイントがあります。
　その重要ポイントとは、セラピーを行う時に不要な2つの言葉を頭から消去しておくことです。それは「力」と「強い」という言葉です。脳の癒しを目的とするセリブラルセラピーに、力強さは必要ありません。セリブラルセラピーは、ただ単に力まかせで行うセラピーではなく、何が最善の方法なのかをよく考え、テクニックを駆使していきます。そのため、性別や年齢を問わずして老若男女へ行うことができ、指や腰を痛めることもなく疲れることのないセラピーです。
　本来セラピーとは、受ける側にとっても、セラピーを行う側にとっても、ともに快感が生まれてくるはずのものです。クライアントの要望に応えるために、自らの体を犠牲にしてまでセラピーを行うことは早く卒業して欲しいと願っています。

セリブラルセラピーの4つの約束

　クライアントへ良いトリートメントができるように、セラピストが精神統一することはセラピー効果を上げるためのウォーミングアップになります。そして、セラピー中は「5つの過ぎない」を心がけるようにします。

① 力を入れ過ぎない

　力を入れ過ぎないことが大切なのは、力むことによってセラピストの体調を崩してしまい、セラピスト寿命を自ら縮めてしまうことにつながるからです。とくに女性の場合は腕力が備わっているわけではないので、クライアントの要望に合わせて力まかせにセラピーを行うと、ただただ疲れを感じてしまうことになります。このようなことを避けるには、むやみに力を入れるのではなく、テクニックを駆使して指や体を十分に活用する使い方を会得する必要があります。

② やり過ぎない

　やり過ぎないことが大切なのは、クライアントの体に悪影響を与えないようにするためです。筋肉のコリをほぐすことだけに気を取られていると、結果として揉み返し状態になって筋繊維を傷めてしまうことにつながります。その筋繊維が修復作業をしている時に痛みが出てきてしまうのでかえって不快となります。

　セラピーを受けると何よりも気分が高まりますし、セラピストに体をゆだねる快感はセルフケアでは味わえない贅沢なものになります。しかし、一部分へ長い時間をかけて施術したほうが、より効果が上がるという間違った考えはなくすようにしましょう。

③ 揺らし過ぎない

　揺らし過ぎないことが大切なのは、必要以上に揺らしてしまうと船酔いのような状態になってしまうからです。頭痛やめまいを起こしたり吐き気をもよおしたりなど、さんざんな目にあわせてしまうことを避けるためです。

　クライアントの中には、セラピー中にテクニックのリズムに合わせて一緒に体を動かしている人もいますが、これはそのテクニ

● CHAPTER V　脳の癒し療法セリブラルセラピー

ックが心地よく感じられて、その人自身がリズムをとって楽しんでいる状態になりますから、このような場合は心配ありません。

④ うつぶせにさせ過ぎない

（マッサージベッドを使用して行うセラピーの場合）

　うつぶせにさせ過ぎないことが大切なのは、うつぶせの状態を長時間続けてしまうと腰に負担がかかってくるからです。また、中には仰向け状態が辛い人もいるので、楽に受けてもらうために腰や脚をサポートする配慮が必要になります。

⑤ 座らせ過ぎない

（いすを使用して行うセラピーの場合）

　座らせ過ぎないことが大切なのは、クライアントへ同じ姿勢をしいることで、かえって体に緊張を与えてしまうからです。とくに腰痛のあるクライアントには、正しい座り方を説明して補助備品を用意するなどの配慮を怠らないようにしましょう。

　このようにセラピストとしての心がまえやセラピーのノウハウをきちんと身につけることができれば、セラピスト自身にとっても快感がもたらされるようになります。

セリブラルセラピーは武術の極意と同じ

　セラピスト自身が体を壊してしまった状態で一生懸命にセラピーを行ったとしても、クライアントに対して良いエネルギーを伝えることはできません。セラピーを施すセラピストと受け手のクライアントの間には、セラピーを通して生体間エネルギーが影響しあう場が存在しています。ですから、セラピストは常に思いやりの心を持って、低次元の思考や感情にとらわれないようにエネ

ルギーレベルを高く保っておく必要があります。

　また、セラピーを行う時の立ち居振る舞いもセラピーの効果に関わってきます。常に美に対する姿勢を意識した動作で、力むことなく楽にセラピーを行うことができる奥義を身につける必要があります。立ち位置や姿勢を意識することによって、無駄のない動きができるため体力を消耗することもなく疲れないセラピーにつながります。

　セリブラルセラピーでセラピストも癒されるというのは、ダンスをしているようにリズミカルな動きと指や手の使い方、正しい姿勢とポジションを大切にしているため、体への負担がないからです。この点、セリブラルセラピーを行う際の一連の動きは、武術の極意に相通じるものがあります。

　武道は背筋を伸ばし、姿勢を正して呼吸を整えることから始まります。基本は重心を低くした正しい「姿勢」とその「体さばき」にありますが、同じようにセリブラルセラピーにおいても正しい姿勢と体さばきが重要となります。

　目的とする技術性を発揮するために、どのような姿勢をとり、どの部分からどのように動かしていくかという手順を示しているのが「型」といわれるものです。型の動静は筋肉の緊張と弛緩によるので、呼吸と関連してきます。体を安定させるためには重心を下腹部に保つことや上体を正しく保つことが重要です。

　武術研究家の甲野善紀氏は「体も各部がそれぞれ手分けして、その部位のやるべきことをやれば、常識では考えられない速さが出る。動きやすいところだけを動かそうとすると、効率が悪いし、体を痛めることにもなる。部分ではない、全体を使うことがポイントなのだ」と、武術を行う際の心がまえを述べています。

　これはセラピーにもそっくりそのままあてはまることで、手の使い方だけを注意しても良いセラピーにはつながらないのです。

CHAPTER V　脳の癒し療法セリブラルセラピー

　セラピー技術はすぐに自己流になってしまいがちです。なぜ自己流がいけないのかというと、セラピストの体を痛めることにつながるからです。自分にとって楽なやり方や自分のやりやすい動作だと思っていることが、実はすでに体のバランスを崩していて、そのアンバランスな体をかばう動きになっていることがあるのです。体を左右対称にバランス良く使うことで、セラピーをしていても疲れない体ができあがります。

　人間が正しい姿勢でいるのは、生まれてから5、6年の間ぐらいだそうです。その後は正しい姿勢がだんだんと崩れてきて、体に負担をかけてしまう動作や歩き方になってしまうのです。体のバランスの簡単な見分け方としては、ショルダーバッグを左右どちらの肩にでもかけられるかどうかです。どちらか片方の肩にしかかけられないという場合であれば、すでに体にゆがみが生じていることになります。

　このようなことからもわかるように、正しい姿勢でセラピーを行えるセラピストはセラピー後に疲労を感じることはありません。

脳を癒すスペシャリストに求められる素養

　セリブラルセラピストは脳を癒すスペシャリストです。そのためには、「クライアントの気持ちを静めてやすらいでいただけるように女優や俳優になり、セラピーを行う時は軽快なステップで動き回れるダンサーになり、さまざまなクライアントの体をリズミカルに奏でるミュージシャンになり、心のこもった質の高い技術を提供する総合プロデューサー」であるように心がけます。

　「女優・俳優」を演じるということは、セラピストとしての仕事の役割を果たすために重要なことです。セラピストにもオンとオフの時間が必要ですが、クライアントを迎える時は、すでにオ

ンの仕事の態勢になっていなければなりません。クライアントからサロンへ電話をいただいた時点から、すでにクライアントはセラピストやサロンに対する評価をしていることを忘れないようにしましょう。

　「ダンサー」であれということは、セラピーを行う時の姿勢や立ち位置に絶えず気を配る必要があるということです。両足の位置を肩幅に合わせて、しっかりと立つグラウンディングの体勢が基本です。また、アプローチする部位によって、膝を曲げて腰を落とすなどにプラスして、足先がどの方向へ向いているかによっても、セラピー効果に違いを生じます。力むことのない体勢を維持して圧加減を調整しながら行うことによって、セラピー後に疲れを感じることはありません。

　「ミュージシャン」であれとは、クライアント一人ひとりの体格の違いを把握するということです。クライアントの中には、背の高い人もいれば小柄な人もいますし、肉付きの良い人もいれば骨ばった体格の人もいます。体を弦楽器にたとえるなら、バイオリン、ビオラ、チェロ、コントラバスなどのように小さいものから大きなものまでサイズに違いがあります。その違うサイズに対して一律の技術対応をしたら、中には不満を感じる人もいるでしょう。そのようなことがないように、どのような体格のクライアントであっても、その人に応じた心地よいメロディーを奏でられるセラピストでなければならないのです。そのためには、一人ひとりの体に美しい音色を響かせられるような、リズミカルなタッチでクライアントに触れることが大切です。

　そして、これらすべてを統括するのが、「総合プロデューサー」としての役割にあたります。これらのことをセラピー中に、自然と体からかもし出されるようにするのが、脳を癒すスペシャリストに求められる素養です。

CHAPTER V 脳の癒し療法セリブラルセラピー

セリブラルセラピーの実証

　脳を癒すセラピーとして構築したセリブラルセラピーの奥深さをご理解いただくために、脳波やストレス度などの測定を実施いたしました。

● 脳波測定

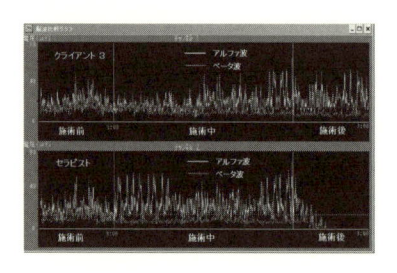

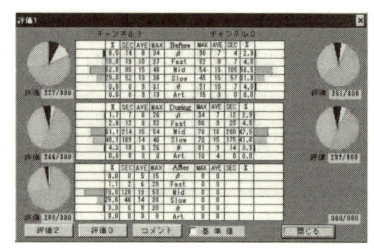

◆測定概要

　日立デバイス社製2チャンネル脳波測定装置を使用。測定部位は左前頭葉（Fp1-A1）の単極誘導法による。計測信号は4Hz～23Hzのバンドパスフィルターで濾過したのち、1秒間128サンプリングでデジタル化し、FFT（高速フーリエ変換）でスペクトル分析した。評価は、8Hz～12Hzの領域をα波、13Hz～23Hzの領域をβ波として、1秒毎との優勢比率で評価した。

◆測定方法

　セラピストとクライアントの脳波を同時測定した。
①セラピー前3分間、閉眼安静状態の脳波を比較の基準とする。
②セラピー中。
③セラピー後3分間、閉眼安静の脳波を計測し、①と比較した。

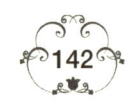

CHAPTER V

◆測定結果

　セラピー前に比べ、α/βの電圧比、出現比率ともにセラピー後の方が大きくなった。これは、セラピーによって心身ともにリラックスできていることを示している。

　α/βの電圧比、出現比率の変化は、セラピー開始から徐々に変化し、首のトリートメントに至って顕著に改善を見た。

　セラピー中は、セラピストとクライアントとの間で、α波（10Hz）におけるパルス状の同期が何回か観察できた。脳波の同期に関する解釈は不明であるが、一般に言われる信頼関係や、気が合うといわれる現象のシンクロナイズした脳波的な現れと思われる。

　脳波とともに、前頭筋の筋電図も観察した。その結果、セラピー前と比較するとセラピー後は数値が下がり、前頭筋の筋弛緩が見られた。

　評価グラフをご覧いただければ、セラピーを受けたことによってクライアントがリラックス状態になっていることが一目瞭然でご理解いただけると思います。セラピーを開始すると同時にβ波がなくなりました。ストレス波ともいわれるβ波は、感情のマイナスとなる焦りやイライラ状態の時、心配事を持っている時や自分の気にそぐわないことがある時などに現れるといわれ、脳が活動しているときに大きくなります。

　α波については3つのレベルに分けられ、ファストα波はせかせかしている状態の時、ミッドα波はリラックスしている時や気分が良好状態の時、スローα波は眠い状態にあるときに出現するといわれています。セラピーによって心身に緩みを生じてリラックスすると、α波が多く発生しやすくなり、心の状態が平静になって副交感神経が優位状態になります。一般に健常者の場合、安静・閉眼・覚醒状態の時に後頭部を中心にα波が多く出現します。

α波が出ているからリラックスしている状態にあるというものではなく、リラックスできたからこそα波が出るといわれています。θ波は睡眠時に大きくなり、まどろんでいる時や夢見の状態に現われます。セラピー中にこのθ波が被験者に現われ、すっかりくつろいで眠りの状態にあるのがお分かりいただけると思います。また、セラピーを終了したにもかかわらず、余韻を味わい心地よさに浸っていることが明白になっています。

特筆すべきは、セラピストの施術前からの脳波状態です。セラピー開始前からθ波が現われています。これは心身の状態を最上に保って、精神統一を図ってからセラピーを始めることを大事にしている結果の表れです。一般にヒーラーがヒーリングしている時の脳波は7Hzといわれており、これは地球の地磁気の動く周波数7Hzであるシューマン波と同じです。ヒーリングは地球と同期することによって、地球と宇宙からのエネルギーが入りやすくなることによって起こります。質の高いセラピストによる愛に満ちあふれたセラピーは特別な周波数のリズム、カオスのリズムといわれる1/fリズムを示すのではないかといわれています。

● 虹彩テスト

※施術前　　　　　　　　　　　　　　※施術後

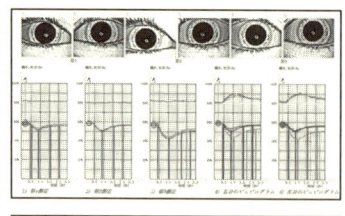

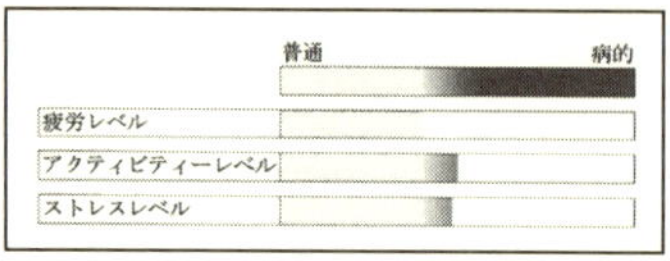

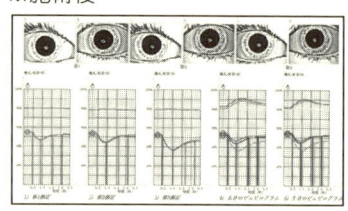

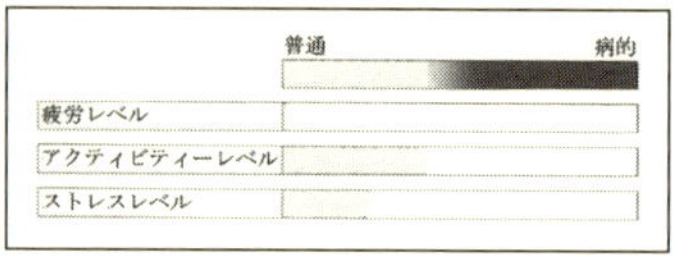

CHAPTER V

◆測定概要
　虹彩は眼球の角膜と水晶体の間にある非常に複雑な模様をもった円盤状の薄い膜で、虹彩を観察することによって、身体面と精神面の状態を知ることができる。アイリテック社ストレスメーター使用。

◆測定方法
　セラピー開始前と終了後に両目の虹彩を3回連続撮影した。

◆測定結果
◇セラピー前
＊測定時における精神・身体面の状態：
　身体的、精神・情緒的なストレスを受けた後の能率は、緩やかに上昇しますが、元のレベルよりも低い水準になると思われます。穏やかなテンポの作業であっても、全身に虚脱感、倦怠感を感じることや、作業能率が低下する可能性があります。
＊測定時の活性化能力：
　一度に大量の情報を処理したいという気持ちが強いが、それには能力が不十分である。新しい情報を正確に理解するには能力が低い。

◇セラピー後
＊測定時における精神・身体面の状態：
　身体的、精神・情緒的なストレスを受けた後の回復の速さ、レベルともに標準値です。エネルギー源も豊富で、適応機能、神経・身体反応は標準値に対応しています。標準的なテンポの作業で高い能率が得られるようです。

CHAPTER V　脳の癒し療法セリブラルセラピー

＊測定時の活性化能力：
　大量の情報を処理する高い能力がある。知覚の範囲もやや広い。
　情報の理解は速やかである。

　セラピー後は疲労レベルがすっかり低下し、ストレスレベルも下がりました。これはセラピーによって脳を休息させたことにより心身の疲労が解消された結果になります。被験者は目の乾きを訴えていたので、セラピー前の写真撮影時に目を大きく開けることができず、だいぶ撮影に手間取りました。しかし、セラピー後は目がはっきりと大きくなり、1回の撮影で済みました。前後の写真を比較すると、目のすっきりさが分かります。

● ストレス度測定

　ストレスは交感神経系の興奮を促します。この興奮が自己防衛反応としてアミラーゼも活性化すると考えられています。唾液に含まれているアミラーゼは食事の時に必要な消化酵素ですが、ストレスを感じた時にも活性化されます。このアミラーゼ活性を測定することによってストレス度が判定されます。

	被験者1	被験者2	被験者3	被験者4	被験者5	被験者6	被験者7
セラピー前	78KU/L	36KU/L	40KU/L	22KU/L	65KU/L	34KU/L	125KU/L
セラピー後	2KU/L	32KU/L	18KU/L	2KU/L	6KU/L	8KU/L	27KU/L

ストレスレベル：0〜30なし　31〜45ややあり　46〜60あり　61〜200だいぶあり

● 筋硬度測定

筋硬度計を肩の僧帽筋へあてセラピー前後の筋硬度を測定した。

		被験者1	被験者2	被験者3	被験者4	被験者5	被験者6	被験者7
左　肩		32	24	22	12	25	15	28
		19	21	16	10	12	10	19
右　肩		31	26	17	18	25	14	21
		28	19	15	15	14	12	15

（上段数値：セラピー前、下段数値：セラピー後）

● 皮膚温度測定

セリブラルセラピーの中でもハーフボディケアのクローズコースとオイルコースには、手足の部位のトリートメントは含まれていません。しかし、多くのクライアントから「手足の先までぽかぽか温かい」という感想をよくいわれます。よってセラピー前後に手と足の温度を計測しました。

	被験者1	被験者2	被験者3	被験者4	被験者5	被験者6	被験者7
手指先	30.3℃	27.6℃	31.6℃	31.7℃	33.0℃	33.1℃	33.5℃
	35.0℃	32.2℃	35.7℃	35.4℃	34.5℃	34.5℃	34.2℃
足指先	23.2℃	22.5℃	23.6℃	25.5℃	25.5℃	26.0℃	26.1℃
	29.4℃	29.4℃	29.3℃	29.9℃	29.7℃	30.3℃	31.2℃

（上段数値：セラピー前、下段数値：セラピー後）

CHAPTER V 脳の癒し療法セリブラルセラピー

脳・心・体を同時に癒す最高のストレス解消法

田井小児科眼科心療内科　院長　田井千津子

　水木先生の御講演を拝聴して是非体験させていただきたく、約束の日を心待ちにしていました。先生の丁寧な問診と説明のあとセラピーに入りました。静かで温かさを感じるヒーリングミュージックの流れる中、先生の柔らかく穏やかなお声と同じように柔らかで穏やかな手の運びによるセラピー、何と不思議な素晴らしいセラピーでしょう。完全に緊張がとれて夢見心地の境地になり、ふわふわと大海原に浮いているように心豊かな気持になれるセラピー。このようなセラピーを受けられた幸せを味わわせていただけたことにこの上ない感謝の心でいっぱいです。

　私は坐禅・瞑想・ヨガ・アーユルヴェーダなどを、脳波・オーラ・活性酸素などで効果を測定したことがあります。ある温熱治療の脳波測定で、治療経過に応じてβ波（イライラ状態）が少なくなり、α波（リラックス状態）とθ波（瞑想状態）が増加していることを確認しました。このときの脳波測定の経験から、セリブラルセラピー体験中にα波やθ波が増加していることを実感できました。

　セリブラルセラピーは自律神経の交感神経と副交感神経に作用し、脳の視床下部にある自律神経の中枢に働きかけるのでしょう。身体・頭部の肉体疲労に対して東洋医学の経絡に沿ったタッチセラピーが、自律神経の中枢に作用することにより精神疲労をも解消していると考えられます。まさに脳・心・体を同時に癒す最高のストレス解消法です。

　セリブラルセラピーは施術者の人間性や精神性がセラピーを受ける側に反映されていると思います。施術者はセラピー前に瞑想してから、受ける方に対して純粋な人間愛と癒しの心を持って祈るような気持ちで「癒されますように」と心に念じながらセラピーを施されているのでより良い効果が得られるのでしょう。

　また、セラピーを受ける方も同じように瞑想して施術者を信頼して「おまかせします。このような素晴らしい癒しの機会を与えてくださって感謝します」という心の持ち方でセラピーを受けると、施術者と受け手の双方にとってより良い癒しの相乗効果が得られるでしょう。言葉に出さなくても、その思いは通じるものだと思います。信頼関係があるからこそ癒しの効果が最高に発揮されるのだと思います。

　このような素晴らしいセラピーを普及されるには、創始者であられる水木先生の御苦労は大変なことでしょう。一人でも多くの方が先生の意を汲んで、よりよいセラピストとして育ちますように願っております。近年は西洋医学と東洋医学、補完代替医療などを組み合わせた全人医療として、患者さんの心・体・精神を総合的に考えて治療を行う総合医療が求められています。セリブラルセラピーを補完代替医療としては勿論のこと、平常からストレス解消法として取り入れることで、予防医療と健康増進のためのセラピーとして寄与されることを期待しております。

CHAPTER VI

セリブラルセラピーで生きがいを得た人たち

CHAPTER Ⅵ　セリブラルセラピーで生きがいを得た人たち

セリブラルセラピーに魅せられた白衣の天使

● 自分のために大切な人たちのために真の癒しを

看護師　小笠原恵里（岐阜県）

　私が癒しに対して敏感に反応するようになったのは、職場が変わって生活環境も変化した時期でした。ストレスを強く感じるようになったため、アロマや入浴剤などを次々試し、サロンや癒しスポットへ出かけるなどさまざまなものを体験しました。どれもそれなりの効果はあったように思いますが、すべてがその場かぎりのものでストレスを完全に取り除くことはできませんでした。

　病院ではＩＣＵ（集中治療室）に配属され、さらにストレスを感じるようになりました。笑顔で頑張っているスタッフたちもストレスを抱え、中には精神科で受診しながら仕事をしている人もいる悲惨な状況でした。どんな職種にもストレスはつきものですが、看護師は肉体的にも精神的にも負担が大きい職業のひとつだと思います。患者の生命を預かる責任、死と直面する精神的負荷、不規則な勤務形態、人間関係の難しさ、それらを抱えながら日々、看護にあたっているのです。「看護師がこんなにも疲れていて、良い看護ができるのだろうか？」そんな疑問を抱いたことがあります。生命を預かる仕事にミスは許されず、ささいなミスが患者の死に直結する可能性も十分あり得ます。疲れていたからミスしたという言い訳は、絶対に通用しない世界なのです。

　まずは自分自身が癒されたい、そして大事な仲間を癒したいということが常に頭の中にあったそんな時、水木先生の本と出会ったのです。本を読んで直感的に何かを感じ、微塵の迷いもなく受講するために東京へ向かいました。

受講初日に先生からいろいろなお話を聞くにつれ「私の心の中がわかるのかしら。思っていることを代弁してくれているみたい」と感じるほど、先生の言葉がすんなりと心に届いてきました。自分が求めている考えを持つ先生に、やっと出会えたという思いでいっぱいでした。しかし、職業柄かなり現実思考であったために目に見えないものを信じることに抵抗があり、共感し受け入れたい気持ちはあっても、先生の言われていることを100％信じることのできない矛盾と格闘していたのも事実でした。しかし、その矛盾はケーススタディを通して解けていったのです。練習始めのころは手技や手順に気がとられてしまい、相手を思いやる気持ちがありませんでした。みんな気持ち良かったと言ってくれましたが、自分の思いが確実に相手に届いていないことを本能的に感じていたのです。何が足りないのだろうかと考えた時「目の前にいるクライアントのことだけを考え、その人をいとおしいと思い、辛さを取り去ってあげたいという気持ちで接しなさい」という水木先生の言葉を思い出したのです。それによって自分の精神統一も図れることに気づかされ、精神的に安定した状態でなければセラピーしてはいけないということもわかりました。

　不思議なもので、気づきが与えられてからは次々に変化があらわれ「すごく大事にされている感じが伝わってきた」「悲しくもないのに急に泣けてきて涙が止まらなくなった」「すごく透明な緑の森の中にいた」「きれいな明るいお花畑にいた」「太陽がいくつもあるくらい明るくて温かい世界にいた」など、疑いたくなるような感想を言ってくれる方が続出したのです。このような体験をされた方たち自身が不思議がっていましたが、誰よりもいちばん驚いたのは私でした。私の手を通してクライアントとのエネルギー交換が円滑に作用したのではないかと推測しています。これらの不思議な体験を通して、目に見えないものを信じる気持ち

CHAPTER Ⅵ　セリブラルセラピーで生きがいを得た人たち

が芽生えたことは、私にとって大きな成長の第一歩でした。

　セリブラルセラピーを知れば知るほど「自分の求めていたものはこれだ」という確信が生まれてきました。自分のために、そして大切な人たちのために、真の癒しを提供できるようにこれからもさらに学び続けていきたいと思います。

■ オイルコースの症例

　看護師を辞めてまでセリブラルセラピストになりたいと決意したのは、同僚へ施したセラピーがきっかけでした。

　彼女はうつ病と診断され、抗うつ薬や抗不安薬などの薬物治療を行っていました。表情は常に冴えず、ネガティブで被害妄想的な発言が多く周囲を暗くしてしまうこともありました。不眠が続いて、体重は30キログラム台になり症状はさらに悪化していきました。

　セラピー1回目に「すごく大事にされていると感じた。こんな自分でも人間として存在していいっていう気になった」、2回目からは「すごく久しぶりにぐっすりと眠ることができた」と言われました。服用していた睡眠薬は少量になり、自然に笑顔がこぼれるようになりました。これまで感謝の気持ちをあらわすことがなかったので「ありがとう」という言葉を発した時には、本当に驚きました。気持ちを素直に出せるようになってからは確実に変わっていったのです。

　いちばん嬉しかったことは彼女の体重が3キログラム増えたことと、薬を飲まなくていいようになると自分の意志で決めたことでした。いつも過去にしばられていたので、将来の目標を持ったことにすごく驚きました。少しずつ良い方向に変わっていく姿を目の当たりにして、このセラピーをもっと極めたいと心から思いました。前向きになった彼女とともに、嬉しい変化を共有できる

ことは本当に素晴らしいことで、言葉では言い尽くせないほどのやりがいを感じました。心も体も疲れ果てていた彼女に、前向きになるきっかけを与えることができたセラピーだと確信しています。実際に変化していく様子を見て、目には見えない何かがあると思うようになり、スキンタッチによって言葉では伝えられない何かを感じとってもらえたと実感しました。

　未熟ながらも人を癒すことができ、看護師とはまた違ったやりがいを感じています。セリブラルセラピーで、クライアントと同時に自分も穏やかで幸せな気持ちになって癒されるのがわかり、このセラピーの虜となったのです。自分が癒されると優しくなれるし、みんなに幸せになって欲しいと心から願うようになりました。そして自分を大事にできなければ、人を大事にすることもできないということにも気づかされました。

　ストレスを抱えている人たちがどんどん増えている今の世の中です。心の疲れを解放する手助けができたらと思っています。相手の辛さや痛みを取り去りたいと念じながらセラピーを行う信念を忘れずに、セリブラルセラピーをもっともっと愛していきたいと思います。

● セリブラルセラピーこそ現代社会が求めているセラピー

助産師　山田慶子（富山県）

　ケーススタディ中は技術的に未熟なのに、ほとんどの人が眠りに落ち「気持ち良かった」「すっきりした」とよく言われました。セリブラルセラピーが脳を癒しているのを目の当たりにして、その理由を考察したいと思います。

　「ゲートコントロール理論」によれば、心地よい感触や圧覚（あっかく）は痛みよりも先に脊髄の神経を伝わり脳に到達します。私たちが無

CHAPTER Ⅵ　セリブラルセラピーで生きがいを得た人たち

意識のうちに痛みのある部位を撫でて和らげていることを思えば、痛いタッチでは絶対に癒されないことがわかります。セリブラルセラピストが行う適度な圧とリズミカルな動きを皮膚が感知し、脳は快であると認識して精神的緊張から解放されていきます。

　後頚部(こうけいぶ)のソフトなタッチはリンパ弁を閉じることなく、リンパ管から後頭リンパ節・浅頚(せんけい)リンパ節や鎖骨上リンパ節を経て、鎖骨下リンパ本幹から静脈系へ還流されるリンパドレナージュ効果があります。この効果によってリンパの流れが良くなると、リラックス効果・免疫機能促進・細胞の新陳代謝促進・老廃物排泄促進・浮腫(ふしゅ)の緩和が期待できます。

　耳には全身を反射した多くのつぼがあり、刺激することで体調の向上やリラックス効果が期待できます。他と異なる点は耳が性感帯であることで、優しいタッチにより脳が快であると認識してくれることです。

　頭へオイルを使用するのは、頭皮の毛球から毛細血管に浸透した精油の芳香化学成分が、頭部の静脈を通って硬膜からくも膜下腔の脳脊髄に達し、脳全体にすばやく影響を与え、循環の流れにのり全身にも影響を及ぼすことが脳の構造からわかります。まさに直接脳を癒している状態で、なおさらのこと精油の選択に慎重にならなくてはいけないことがわかりました。髪には情動的なものに反応するC繊維の神経線維があるので、髪を撫でられ、指でといてもらうと快を感じます。よってヘッドケアは頭蓋内外の血流を良くし、リラックス効果を得ることができます。

　顔はリンパの走行に沿ってソフトタッチで行い、耳介後(じかいこう)リンパ節・顎下(がくか)リンパ節・浅頚リンパ節へと流れを良くすることでリンパドレナージュの効果が得られます。癒し効果のみならず顔のむくみも取れるので女性には嬉しいことです。

　また、精油を使用するのは、芳香化学成分が表皮の毛根や汗孔(かんこう)

の経皮から、鼻腔の嗅上皮から、呼気による肺胞の毛細血管を侵入経路として、脳下垂体を刺激し、自律神経系・内分泌系・免疫系に働きかけて、脳に作用し心身へ変化をもたらしてくれるからです。

　セラピー終了時に深呼吸を行う際、たっぷり酸素を取り入れることで脳が活性化し、すっきりと目覚めることができます。

　以上がセリブラルセラピーカウチコースの一部を考察した脳の癒し効果です。呼吸を意識すること、終始リズミカルタッチであること、ソフトタッチで頭皮がゆるむこと、精油がすばやく脳に作用すること、かつ施術者が疲れないことなどが大きなポイントになります。

　セラピー手法を見る限り、アロマセラピーやリンパドレナージュと比較してみても何ら変わりがないように思えます。しかし、セリブラルセラピーは確かにどこかが違うのです。

　私はアロマセラピー・リンパドレナージュ・リフレクソロジーを行っていますが、アロマセラピーの施術後はとても疲れ、ヘッドの手技は雑な印象をずっと持っていました。リンパドレナージュは患者にソフトな良さがあるとは思いますが、同一の姿勢を長時間保つために腰や足が辛いと感じることが多々ありました。もっと他に究極のセラピーがあるはずと思っていた時に水木先生の本に出会い、興味を持ったのです。受講してみて、脳の癒し効果があるセリブラルセラピーこそ、現代社会が求めているセラピーであると心から実感しています。これからも妊産婦・不妊症・更年期障害・月経異常・不眠症・うつなどを抱えて悩んでいる方を癒していきたいと思っています。

■ 助産師の立場から

　産婦人科医院でセラピーを行っていますが、退院後は赤ちゃん

CHAPTER Ⅵ　セリブラルセラピーで生きがいを得た人たち

を預けてまで受けにくることができない方が多数います。中には診察を受けるからと嘘をつき、お姑さんへ赤ちゃんを頼んで来院される方もいらっしゃいました。元気に育児を行うためにも継続してセラピーを受けることが望まれます。しかし、産後にセラピーを受けるという行為は家族の理解が得られないだけでなく、何よりも母親自身が育児放棄しているのではないかという罪悪感にさいなまれてしまうようです。育児だけに没頭し心に余裕がなくなると、最近問題になっている産後うつや乳幼児虐待が起きるのではと危惧してなりません。

　ヨーロッパには産後の体をケアするためにセラピーチケットを配布する国があるそうですが、日本でも女性に対してもっと理解があれば、少子化問題にも光が見えてくるような気がします。人間には心と体のメンテナンスが必要です。その心と体を司るのが脳なので、今こそ脳を癒すセリブラルセラピーが必要とされています。

　セリブラルセラピーを産婦の乳房ケアに活用することがあります。個人差もありますが、産後2〜6日目くらいに乳房の緊満(きんまん)が強くなり、真っ赤になって石のように硬い状態が数日続き、お産よりも痛いと感じる人もいるくらいです。乳緊時(にゅうきんじ)に背中と肩の部分をほぐすことで、ほぼ全例に試行後の効果がありました。このセラピーは乳房を直接触らないので、痛みを与えないという利点があります。泣きながら乳房マッサージを受けるのでは、楽しいはずの授乳が苦痛になってしまいます。産後の方全員にセリブラルセラピーを受けていただければ、分娩後の心身疲労も軽減し、母乳の出も良くなり申し分ないと思います。

　日本の医療現場において、セラピーはほんの気休めで補足程度にしか扱われていないことをとても残念に思います。女性の皆様にこのセラピーを行うために自宅開業しましたが、助産師として

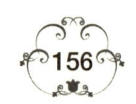

とくに産後うつの方へ、ぜひセリブラルセラピーを受けていただきたいと思います。高齢化していく日本に明るい未来を期待するならば、これからの日本を支える子どもを育てる母親こそ、心から元気になる必要があるのです。そんな方々を助産師として、セリブラルセラピストとして、誠心誠意サポートできるように活動していきたいと考えています。

■ トライアルコース＆カウチコースの症例

　クリニックと自宅サロンで、セリブラルセラピー・アロマセラピー・リンパドレナージュ・リフレクソロジーを行っていますが、とくにお勧めしているのがセリブラルセラピーです。それはセリブラルセラピーを受けられた方の表情が、他のセラピーと比べて格段に明るく、すっきりとした印象に変わるからです。良く眠れた、頭痛や肩こりなどの痛みが楽になったと聞かされることが多くあります。セリブラルセラピーには人の思考をポジティブにしてくれる効果があり、実際に変化を目の当たりにすることができるので納得できます。

　セリブラルセラピーのトライアルコースは短時間でくつろいでいただくコースです。このコースを受けられたあるクライアントは、一点を凝視している無表情の方でした。セラピー前にはずされたアクセサリー類を丁寧に揃えて少しのゆがみもなく並べられたことからも、何らかの精神的な疾患を抱えていらっしゃるのではないかとうかがい知ることができました。ところが、セラピーが終了し眠りから覚められると、無表情だった顔に変化があらわれてまるで別人のようになり、その場に居合わせた人みんなが驚くほどの変貌をとげたのです。この事例を通して、カウンセリングなどの言葉による方法よりも、心身に直接働きかけるセリブラルセラピーのほうがより心のケアができるのだと確信しました。

CHAPTER Ⅵ　セリブラルセラピーで生きがいを得た人たち

　またカウチコースを受けられてから、計画が立てられるようになって手帳を持ち歩くようになった方、社会人からさらに勉学に励むために進学を決意された方、ヨガやフラワーアレンジメントに興味を持たれて新しい趣味を見つけることができた方など、セラピーによって前向きになられた例がたくさんあります。

　現代はストレス社会で老若男女問わずストレスをためこんで、うつ傾向にある方が多数います。産後の方も同様でマタニティブルーから発症する産後うつが問題になっています。セリブラルセラピーは感情のコリが出やすい背中や肩をほぐし、頭の疲れを取っていきます。まさにポジティブシンキングの手助けになるセラピーです。心も体も脳が支配しています。ストレス社会を乗り切るための方法として、脳を癒すことができるセリブラルセラピーはとても有効な選択肢のひとつです。

●セリブラルセラピーで心豊かなセラピストに

作業療法士　清水由美子（東京都）

　セリブラルセラピーを学ぶに至ったきっかけは、自分の職業である作業療法に活かせる技術を学べるかもしれないと思ったことが始まりです。

　作業療法士という立場から、脳血管疾患により筋緊張のコントロールがうまく行えずに常に過緊張となっている方や、高齢や姿勢などの影響で体のどこかに痛みを伴っている方々に多くお会いします。痛みを軽減させるためにセラピーはとても有効な手段です。四肢、体幹へのアプローチもさることながら、頸部や頭部への働きかけも必要であると探しているうちに、セリブラルセラピーに出会うことができたのです。身体的なアプローチだけでなく、環境への配慮やエッセンシャルオイルの使用など、これまで行っ

てきたリラクセーションテクニックに加え、実に多くのことを学ぶことができました。

　人間が何らかの動作を行う時、そこには運動器である骨格筋の収縮が必ず起こります。とくに首や肩、腰の筋肉には、頭や体を支える働きもあり、常に負担がかかり緊張した状態にあります。筋緊張が持続することによって疲労物質の乳酸が発生してたまることで、コリとなり疲れや痛みを感じるようになります。本来、乳酸は老廃物として代謝されるべきものですが、乳酸のたまっている筋肉は収縮してしまい、リンパや血液の流れを悪くしてしまうため、スムーズに排出することができなくなるのです。

　セリブラルセラピーでは、重い頭を支えるために老廃物がたまりやすくなっている僧帽筋(そうぼうきん)を中心に菱形筋(りょうけいきん)などを丁寧にもみほぐすことで、筋緊張を緩和させリンパや血液の流れを回復し、老廃物の排出を促していきます。

　筋のストレスはとくに起始・停止部にかかりやすいので、僧帽筋の起始部である脊椎外側や菱形筋の停止部の肩甲骨内側に対して細かくアプローチすることは有効です。クライアントからも「背骨の部分や肩甲骨のところが気持ちいい」と、お言葉をいただくことがあります。

　頭部も同様に、僧帽筋上部の緊張は後頭筋・側頭筋・前頭筋などにも影響します。顔面は近年増えている精神的ストレスや眼精疲労などの影響も受け、緊張型頭痛を発症する場合もあります。これらに対しても、頭部や顔面の筋に優しくアプローチすることにより、血流が良くなって筋緊張がゆるむことから痛みが緩和または解消されます。

　顔面のフェザーストローキングの方向について、老廃物を耳下(じか)リンパ腺の方向へ流すように指導を受けたのも納得できます。また、リンパや血液の循環が促進されることにより、老廃物の排出

CHAPTER Ⅵ　セリブラルセラピーで生きがいを得た人たち

だけでなく酸素や糖などの供給の作用も強まります。この作用により、細胞組織が活性化されてリフレッシュするという有効な働きに結びつくのです。

　ストレスに反応している時は、交感神経が優位となって筋緊張が促進されます。五感のうち聴覚・視覚・嗅覚・味覚は頭部や顔面部に集中し、触覚については全身に及びます。

　セリブラルセラピーでは、手の温もり・室温・照明・音楽などの環境にも細やかな配慮を行って五感へ働きかけます。エッセンシャルオイルを使用することで嗅覚へ働きかけながら、リズミカルなタッチで触覚を刺激します。交感神経から副交感神経が優位な状態へ変化させ、クライアントをリラックスへと導きます。精神的にリラックスした状態になると筋緊張もゆるみ、身体的にもリラックス状態が促進されてコリによる痛みも解消されます。

　まったく同じ状態のクライアントはひとりもいません。クライアント一人ひとりに適切なリラクセーション法を考えると、水木先生から何度もお話しをいただいた「愛と思いやりの心」の大切さがよくわかりました。心からゆったり過ごしていただくためには、施術者も力み過ぎずに愛と思いやりの心を持つことが大切です。同時にプロとして、クライアントに対し常に良い状態であるように自分自身のケアが大切であることも学びました。

　日々の業務で対象となるのは高齢でほぼ寝たきりの方なので、触れることの大切さを実感する毎日です。日本人は強めの圧を好みますが、高齢者や寝たきりの方にはいかに圧を弱くするかに気をつかわなくてはなりません。なぜなら脂肪がほとんどなく、筋肉は緊張して固いすじとなっていることが多く、刺激に対して痛みを感じ、より緊張が強くなる方へ反応してしまうことがあるからです。部位にもよりますが、圧を加える時は点より面を意識してひとつのポイントに集中しないように配慮しています。むしろ、

さするだけで十分な場合もあるのです。

セリブラルセラピーは、外部からも内部からも働きかけることでリラクセーションの域を超えたセラピーになるのです。私はセリブラルセラピーを学んで、心豊かなセラピストになれたような気がします。

セリブラルセラピーに惚れこんだセラピスト

● ひとめぼれしたセリブラルセラピーとともに

寺田千鶴（熊本県）

セリブラルセラピストを目指すきっかけとなったのは約3年前に遡ります。以前よりお互いの娘を介して知り合いになった方がセリブラルセラピストとして活躍されていて、オイルコースを受けたことが始まりでした。

セラピー中に爆睡状態となり、体を包む心地よいオイルの香りやセラピストの温かい手を通して伝わる心のこもった思いやりが、心の奥底へ深く浸透してくるような感覚にとらわれ、今までに感じたことのないリラックス感を満喫しました。セラピー終了後の目覚めは、自分が今までいた場所とはまったく異なるところへ生まれ変わったような、なんとも不思議な感覚を味わいました。

セラピーを受けた当日は熊本へ戻ってすぐに仕事に取りかかりましたが、体力を要する仕事も難なくこなせたことを覚えています。それからというもの、上京するたびにセリブラルセラピーを受けることで自分の中にある負の部分がどんどん解消されていき、帰宅後も常に前向きでいられる自分に変わりました。

認知症になった父を7年あまり介護していて、いつ何があるかわからないという緊張感に24時間つきまとわれ、父の会社を預

CHAPTER Ⅵ　セリブラルセラピーで生きがいを得た人たち

かる責任、母の体のケア、子育て中という状態のなか、辛い毎日を過ごし心身ともに疲れ果てていました。家族全員が辛い状態から抜け出せないような気がしていました。そんな状態から脱するためには、まず私がみんなの手を引き上げようと思い立ち、自分の意識改革から始めたのです。起こっている物事を苦しみと取るか、または学びとして受け入れるかという考え方の違いに気づき、辛さや苦しみなどネガティブなことを学びにすべて置き換えた時、心の中の重苦しいものから解き放たれたようなすがすがしい思いを感じました。夜はこのままずっと目が覚めなければどんなに楽だろうと思っていた日々もありましたが、今では感謝できることをひとつでも多く記憶に残そうと、ありのままを自然に受け入れられるようになりました。

　このような心の成長ができたのは、両親と娘、見守り支えてくださった方々のおかげと同時に、好転させるエンジンを始動する鍵となったのは、やはりセリブラルセラピーであると確信しています。

　自分の病気の話題でしかコミュニケーションが取れなかった母へセリブラルセラピーをするようになってから、母は「この齢になればどこか悪くなるのは当たり前だから、自分の身の回りのことができるだけでもありがたいね」と、今の状態を素直に受け入れて楽しいことを見つける努力を始めるようになりました。これまでとても面倒くさがりだったのに、新しいものを試すようになってから生きいきしてきました。

　心を芯の部分からほぐして癒す最も良い方法はセリブラルセラピーであると、私は断言できます。家族のようにお客様をケアし、お客様のように家族をケアすることを心がけて、癒すお手伝いをしています。100％納得のいく結果が得られたセラピーだからこそ、自信を持ってお伝えすることができます。

幸運にもセリブラルセラピーと最高の師にも出会え、ともに切磋琢磨できる受講生仲間との出会いもあり、お金では得られない心の財産をたくさんいただきました。これからも朝の目覚めと眠りにつく時に感謝し、与えられた人生に幸せを感じながら生きいきと歩き続けられるように、ひとめぼれしたセリブラルセラピーとともに歩んでいきたいと思います。

● 心身両方を癒すセリブラルセラピー

安ヶ平知子（青森県）

　これまで数々のセラピーを勉強してきましたが、心と体の片方ずつへアプローチするセラピーが多く、今ひとつ納得できませんでした。「ひとつのセラピーで心身両方を同時に癒すことができれば、セラピストにとってもクライアントにとっても、どんなに素晴らしいことだろう」「果たして心身を総合的に癒すことができるセラピーは存在するのだろうか」と思っていました。そんなとき雑誌で紹介されていた水木先生を思い出し、直感に従って受講を決めました。

　もともと生理前から体調不良に陥りやすい私は、激しい腹痛と同時に吐き気と悪寒におそわれ、頭や肩を触られると倒れてしまいそうな状態で受講したのです。ところが、セラピーをしてもらっているうちに具合の悪さはどこかへいってしまい、セラピー後半に差しかかったころには、すっかり回復していました。

　長年ひどい生理痛に悩まされて鎮痛剤を飲まずにはいられなかった私にとって、これはあまりにも信じがたい出来事。まさに不思議体験でした。しかし、薬なしで体調が回復したということが何よりの証拠です。このセラピーがそれだけ素晴らしく、奥の深い手技であることをはっきりと物語っていました。セリブラルセ

ラピーはやっぱりすごいセラピーだった。私自身の体験を通して確信しました。

　実際に受講してみて、あらゆる面でとても難しいセラピーだということが率直な感想です。本腰を入れてしっかりと学んでみたいと思ったのは、先生のセラピーに対する情熱に触れることができたからです。水木先生の情熱こそ、私がセラピストとして求めていた姿であり、心身を癒すことのできる真のセラピーでした。

　綿密に計算された繊細なテクニック、ホリスティック（全人的）な高さをうかがえるコンサルテーション、クライアントへの細やかな対応の仕方。私は自分が今まで学んできたボディワークの甘さに、幾度となくハッとさせられました。それと同時に、これまで人の体を扱う仕事をしてきたにもかかわらず緊張感を持たずにセラピストとしての意識も中途半端な状態だったと深く反省させられました。セラピストでありながら、セラピーの意味も理解していなかったし、セラピストの意味さえも理解できていなかったことをとても恥ずかしく思いました。

　直感にしたがって受講したことは、私の人生に素晴らしい恩恵と影響をもたらしてくれました。もし、先生と出会わないまま、セラピストをしていたらと思うとゾッとしてしまいます。人の体に触れる責任の重さと誇り、セラピストとクライアントの双方が癒されることの大切さ、真のセラピーは真のセラピストが行うからこそ真の癒しと成り得るのです。セリブラルセラピーとの出会いは本当のセラピーの素晴らしさを体験させてくれました。そして、そのことを私に教えてくださった先生の愛と情熱に深く感動しています。

● 受講してサロンオーナーになると決意

加賀見鈴子（東京都）

　水木先生の本を読んで受講を決めました。先生の提唱するセラピー技術のすごさを目の当たりにして、私の目指していたものはこれだと強く思い、受講終了時にはサロンオーナーになると決意していました。

　セラピー後は、心身の疲労が取り除かれて生命力が高まって前向きになるなど身体面と感情面の変化が続出しています。自然と涙を流されたり人生の悩みについてお話しされたりして、身も心もすっきりされてお客様はお帰りになられます。

　セリブラルセラピーはシンプルテクニックでありながら、クオリティーが高いものです。確かな技術とセラピストとしての人間性が欠かせないので、常に精進しなくてはと絶えず気持ちを引き締めています。

　セリブラルセラピーのオイルコースを最初に導入しましたが、お客様から他のコースも受けたいとの要望があり、カウチコース・クローズコース・フルボディコースも取り入れました。そして、私自身の技術向上に大変役立ったのは4つのコースを学んだからこそ、さらにセリブラルセラピーのすべてに対して再認識できたことです。

　オイルコースはいちばん繊細さが求められます。はじめから直接肌に触れるため、お互いの意識がセラピストの手に集中されます。お客様といかに早くシンクロナイズするかが勝負だと思い、細胞の一つひとつにリラックスしてくださいねと語りかけるように行っています。とくに精神面の疲れがある方からは、オイルコースが最高という感想をいただいています。

　カウチコースは横になって受けられることから疲労の抜け方が

CHAPTER Ⅵ　セリブラルセラピーで生きがいを得た人たち

素早くあらわれます。最初に行う腰から肩までのところで、心地よいリズムを堪能していただくのがポイントです。どのお客様もすぐ眠りに入り、爆睡状態になります。座った状態でセラピーを受けるのが辛い方や男性にはとくに人気があります。セラピストの立場からすると、身体的にとても楽なコースといえます。

　クローズコースは服の上からどれだけきちんとした圧をかけられるかが重要になります。ポイントにきっちり入ると、お互いの歯車がピタッと合う心地よさを感じることができます。身体面の疲れがメインの方には、とくに背中や肩のすっきり感が好評です。ご年配の方にも人気があるのは、服を脱ぐことなく座ったままですぐセラピーを受けられることが楽に感じられるからです。

　フルボディコースはお客様の期待度がとても高いコースです。その思いを失望させないように、最高の気分でお帰りいただけるように心がけています。全身オイルセラピーの優雅さや贅沢感を思う存分ご堪能いただけますので、ゆっくりしたひとときを過ごされたい方や自分だけの時間を思う存分楽しみたい方のために最上のコースです。

　お客様はその時の体調によって受けるコースを決められます。セラピー後はどのコースも一様にたくさんの素晴らしい効果が出ています。各コースを一言で表現すると「オイルコースはゆったりコース」「カウチコースはぐっすりコース」「クローズコースはすっきりコース」「フルボディコースはうっとりコース」となります。さらに技術を高めて、お客様に愛されるサロンとして成長していくことが楽しみです。

CHAPTER Ⅵ

● お客様に喜んでいただけるセリブラルセラピー

多田祥子（群馬県）

『真のリラクセーションを感じ即効性があること。セラピストの負担がなく長く続けられるセラピーであること。設備費がかからないこと。真のセラピストを養成していること。親身に相談にのってもらえること』これらが学びの条件でした。

　講座では初めてお会いする方ともすぐに打ち解け、楽しくあっという間に時間が過ぎ、とても充実したものでした。ひとりではマンネリ化しやすいですが、各々の体験談や近況話は、セリブラルセラピーへの想いや信頼感を深め、また全国にいるセリブラルセラピストとしての責任や自覚などを改めて考えるきっかけになり、良い刺激になりました。お客様に喜んでいただけるセリブラルセラピーと水木先生に出会えて感謝しています。

　技術を生かした仕事がしたい、癒しに関わる仕事がしたいと強く思うようになり、リラクセーションサロンをオープンいたしました。焦らずにお客様一人ひとりを大切にすれば口コミで広がるはず、そう思って心をこめて施術を行っています。集客につながり、セリブラルセラピーを知っていただくきっかけとして安い料金で提供できるエクストラコースの受講は本当に良かったと思います。服を着たままで気楽に受けられること、短い施術時間でもスッキリ感があって効果をしっかり感じられること等がお客様には大好評で、料金が安ければ続けられるし、通いやすいという意見をいただきました。リフレッシュコースは誕生日プレゼントやポイント特典などのお客様へのサービスとして活用するのもよいと思います。

　より深い癒し効果を求める方にはオイルコースをお勧めいたします。その時の体調やお好みに応じてお客様のニーズに合わせら

れるセラピーメニューの幅が広がることにより、リピーターにつながると感じました。

より多くの方に質の高いセラピーを知っていただき、元気な笑顔で「よいサロンだね」と言っていただけるように努力していきたいと思います。

● **セラピストが全く疲れないセラピー**

富田敏也（北海道）

セリブラルセラピーのケーススタディをしていて強く感じることは、クライアントが急速にリラックスしていくのが手に取るようにわかることです。

脳の機能部位を示したペンフィールドの小人といわれる図があるように、体の各器官は脳の命令の元に動いています。脳が損傷してしまうといとも簡単に手足は動かなくなってしまいますが、いちど失った機能を回復させる力も脳には備わっているのです。機能回復の効果を上げるには、栄養生理学に基づいた栄養素の摂取、機能回復のためのトレーニングなど構造的機能回復のためのアプローチを医療見解で統合的に行っていく必要がありますが、とくに脳への感覚的アプローチはとても重要だと感じています。

私は緊張した頭蓋を広げて脳をリラックスさせ脳脊髄液を動かすアプローチ法を行っています。しかし、セリブラルセラピーはもっと深い部分への働きかけを行うわけですから、クライアントが急速にリラックスしていくのは当然のことだと実感しています。これまでいろいろなセラピーを学びましたが、リラックス感が伴わないものが多いと感じていました。

セリブラルセラピーの技術を身につけることは、下手な自立訓練法や催眠法を行うことよりも遥かに脳のストレスを解放するこ

とができるので、言葉で誘導しないヒプノセラピーともいえるでしょう。セリブラルセラピーは心地よいタッチングによってメンタルのケアに作用するので、クライアントへリラクセーションを与えることができます。脳が活性化すれば、脳内ホルモンやシナプスの神経伝達は速やかに行われるようになるため、脳機能の改善にも繋がるので、さまざまな症状にも役立つものと思われます。

　何しろセリブラルセラピーには、施術しているセラピストが全く疲れないというメリットがあります。またセラピストに雑念が起きることなく、クライアントと一体になっている感があり、自分が施術している側であるにもかかわらず、逆に身も心も楽になることに非常に驚かされています。ケーススタディ中において、瞑想状態といわれる感覚に陥ってしまった経験を幾度もしました。このようにセリブラルセラピーはクライアントだけではなくセラピストにとっても、とても良い効果を発揮するので、自分の持っているスキルとの融合性も抜群に感じています。

　セラピストとしてたくさんの引き出しを持ち、クライアントが望んでいることに対していちばん適切な方法で関わることができるようになれば、これまで以上に大きな可能性が広がっていくと期待しています。元気のなかった人は生きいきとした元気を取り戻して、元気な人はさらにパワーアップしてより良い健康と楽しい人生を実現していくために、ポジティブな影響を与える力も拡大していくのではないかと感じています。このようにさまざまな恩恵を感じられるセリブラルセラピーは、私の仕事の上で大きな柱になってくれると期待しています。

CHAPTER VI　セリブラルセラピーで生きがいを得た人たち

体内のマイナス部分を一掃し、
プラスのエネルギーを増幅する

医療関連サービス会社　　社長　**田代伸郎**

　まるでマジックか、ミラクルか——これが私のセリブラルセラピーに対するインプレッションです。たとえるなら、赤ん坊の時に母親に抱かれて身も心もゆだねて安心しきって眠っているような原体験です。天国にトリップして、別人に生まれ変わると言うほうが適切かもしれません。
　施術がはじまって少しの間は意識がはっきりしていますが、その後すぐにストーンと眠りの世界に落ちていく。眠たくて寝ようとする時の眠りとは違って、脳の鎮静化がもたらす質の高い心地よい睡眠です。施術を受ける日は、精神的に疲労がたまっていたり、体調不良だったり、体の状態は毎回異なるのですが、施術後はいつもすっきりした快感に包まれます。目を覚ますと同時に心身ともに生き返っていて、まるで生まれ変わったように脳がしっかり休息できたのを実感します。きっと体内のマイナス部分を一掃して、プラスのエネルギーが増幅されているのだと思います。
　人間の体は私たちの理解を超えたスーパーコンピューターのようなもので、体のすべての情報を脳が管理しています。大切なのはこの複雑なコンピューターを円滑に動かすには、脳の休息が必要だということになります。脳をしっかり休ませれば、全身のシステムが正常な方向に導かれるわけです。これが波及効果であり、自然治癒力を高めることにつながっていくのではないでしょうか。
　脳の不思議な働きが少しずつ確実に解明されつつある昨今、いわゆる脳トレといった記憶の鍛え方に注目が集まっています。確かに鍛えることも大切でしょうが、ストレスの多い毎日を送っている私の場合は脳を鍛えるのではなく、脳をしっかりと休めてリセットするというセリブラルセラピーのコンセプトに共感を覚えます。セラピーを受けるにあたって、セラピストを信頼して、セラピーを楽しむという気持ちで臨むことを心がけています。こうすることによって施術が始まると同時に、すぐに寝息を立てるほど心地よい眠りの世界に入っていくことができるので相乗効果が期待できます。
　水木先生に言わせると、このようなクライアントはセラピストにとって最高ランクに入るそうです。次は何をされるのかということを気にしながら施術を受けているのでは、セリブラルセラピーの最大の目的である脳を休めるどころか、かえって疲れさせてしまうことになりかねないそうです。
　病院に行くほどのことではないが、不安や辛さを感じて精神的な疲れで悩んでいる状態にある人が今の世の中には多いと思います。このような時は気軽にセリブラルセラピーの助けを借りて、心身ともにリフレッシュしてみることを是非お勧めいたします。

CHAPTER VII

セリブラルセラピーで自己実現を

最近のセラピー事情

　昨今の日本のセラピー業界は、実にさまざまな様相に変化してきました。少し前までなら、エステティシャンやセラピストを職業とするのは限られた人たちだけでしたが、今では誰もが簡単にセラピストを名乗り、テクニックも未熟なまま、すぐにお客様からお金をいただくようになってしまいました。

　業界内でも気炎を吐いているのは、やはり大手の会社です。全国に高級店や大衆向けのチェーン店を展開する大手企業の参入により、セラピー業界は目まぐるしい変化を遂げています。その結果、以前にも増して不動産業や建設業、飲食業などを本業とする資本家が多角的経営化させ、癒しブームを巻き起こすものの、一方ではセラピーそのものの質の低下が問題となっています。サロン経営の目的が拝金主義化し、エステティシャンやセラピストは使い捨て同然のように扱われているのが実状です。嘆かわしいことに、熱があっても体調不良であっても、休むことを許さないサロンが数多く存在しています。そのようなところで働くエステティシャンやセラピストは疲れ果てて、ボロ雑巾にたとえられているという話もあるくらいです。

　残念ながら、日本は海外に比べてセラピーやセラピストの社会的な評価や本質的なあり方が確立していません。イギリスやオーストラリアのように医療の補完療法として認知されておらず、セラピーを受ける目的も欧米人のように健康維持のためではなく、疲労回復、とくに肩こりや腰痛などの解消のためにセラピーを受けられる人がほとんどです。

　セラピーを補完療法として受け入れている国と、癒し産業の域を出ない日本では、セラピーやセラピストに対するとらえ方の違

いがあまりにも大きく、愕然とすることが多々あります。様変わりが目まぐるしいため、何のためのセラピーなのかを見失ってしまっているのではないでしょうか。

　今後はますます、美容・健康・アンチエイジング・デトックスなどをキーワードに激しい市場競争が展開されると予想されます。また、医療と美容をドッキングさせるという展開方法で、エステサロンやセラピーサロンの経営陣が医療従事者と力を合わせ、次々と新たな試みがなされていることは周知のとおりです。

　どの業種にも当てはまることですが、大多数は個人経営になります。立地条件や料金面、営業時間、スタッフの人数など、いろいろな意味合いにおいて大手サロンにかなうことは到底できないでしょう。しかし、個人経営サロンだからこそオーナーの力量を発揮して、大手チェーン店にはない真の癒しを提供することができるのです。決められた時間内に事務的に済ませるだけの施術や、お金を得るためだけのセラピストでいることから一刻も早く脱却することが、セラピー業界の質的向上につながります。業種のいかんを問わず、今日ほど経営者の能力や人間性が問われている時代はないといわれています。それだけに、サロン経営者はセラピーの本質を見極めることが重要です。

　本来、セラピーというものは人の体に触れる神聖な行為であり、畏敬の念をもって取り組むべきものです。近頃ではセラピーの時間だけを気にして、肝心かなめの人を観察し、その人に合ったセラピーを施すことをないがしろにしているサロンが多いようです。クライアントに喜んでもらえるセラピーの提供、自分のためになるセラピーの導入によって、セラピストとして与えられた本領を存分に発揮できるようにしていくことが大切です。

　確かな技術とセラピストとしての人間性を併せ持つ人こそ、大いに活躍されるべきです。もういちど改めてセラピーの本質とセ

ラピストとはどうあるべきかを理解する必要があるのではないでしょうか。

セラピーの本質とは

　セリブラルセラピーは、他のセラピーに比べソフトタッチととらえることができます。しかし、短絡的にソフトタッチを弱いタッチと考えてしまうことは大きな間違いです。セリブラルセラピーが意図するソフトタッチとは、力を強くかけることや単純に弱くするのではなく、力に変わるものを編み出すことにあります。

　いまだ多くのセラピストには、強好みのクライアントと同様にセラピーは力強く行うものであるといった強迫観念のようなものがこびりついているようです。セラピストが女性である場合は疲労を感じ、たとえ男性セラピストであってもエネルギーを相当に浪費してしまうことになり、疲れ果てている人が大勢いるのです。

　セラピーを行うたびに疲れを感じていたらどうなるでしょうか。最初のクライアントには体調が良好の状態でできたとしても、2人目からは疲れが出て、3人目からは機械的に接しているといった状態になってしまうのではないでしょうか。

　人を癒す立場にあるセラピストが指や腰を痛め体調を崩した状態で、事務的な接客を行うことはなんとしても避けなければなりません。そして、何よりも疲れたセラピストからセラピーを受ける人の立場はどうなるのでしょう。クライアントはわざわざ時間をつくり、期待に胸を躍らせて来店します。その期待を失望に変えてしまったなら、不満ばかりが残ってしまいます。

　これからセラピストを目指す人や、すでに仕事としている人からよく質問を受けますが、考え違いをしていることのひとつに次のようなことがあります。「お客様をセラピーしたら悪い気とで

もいうのでしょうか、何か変なものをもらってしまったようで気持ちが悪くなりました」というセラピスト。また逆に、「セラピーを受けに行ったら、セラピストから余計なものをもらってきたようで体が変に重く感じました」というクライアントの声も聞かれます。中には「お客様が頭痛だったので、セラピー後に自分も頭痛がして吐いてしまった」「肩こりがひどいと言っていたお客様をセラピーしたら、自分の肩も重くなってしまった」などと訴えられることがあります。そして、始末の悪いことにそのようなセラピストは、「お客様の悪いところを自分が引き受けたからお客様は気持ち良くなったのだ」と、はなはだ自分勝手な思い違いをしていることがあります。クライアントの悪いところや辛いところを、身代わりとなって解消することがセラピストの役目でしょうか。そんなことをしていては体がいくつあっても足りません。このような思い込みは早急に払拭し、なぜそのようなことが起こってしまったのかを、もういちど見直してみる必要があります。

　セラピーはクライアントとセラピストの2人の人間が相対して行われます。そこにはセラピーを通した人間ドラマが展開されるのです。セラピーを受ける人は疲れているから楽になりたいという願望があります。その疲れをマイナスの状態と考えてみると、セラピーによってプラス状態になることを望まれているわけです。もしセラピストが疲れていたとすれば当然マイナスの状態になっています。セラピストの状態がマイナスであれば、受ける人のマイナスと混ざり合ってしまい、双方にとってマイナス状態に陥ってしまうことがあります。

　反対に日頃から体調管理の行き届いた精神状態の良いセラピストであればプラスのエネルギーを持っており、たとえクライアントが疲れ果ててマイナスの状態であっても、マイナスに引き寄せられることはありません。

CHAPTER Ⅶ　セリブラルセラピーで自己実現を

　セラピーの効果を上げるために、セラピストは手のあて方や指の使い方をはじめとして、腰の使い方や膝の曲げ方などの姿勢にも注意を払うことが大切です。余裕のないセラピストはセラピー中に肩が上がったままの状態になっていますが、これこそ自分でも気づかないうちに余計な力みが入っている証拠です。また、指を痛めて腱鞘炎になったり、腰痛が起きたり、筋肉痛になったりすることも、すべて間違ったやり方でセラピーを行っているということになります。

　セリブラルセラピーでは、クライアントの現在の心身状態を観察しながら、個々に合った圧加減を調整していきます。これは、個人に合ったちょうど良い圧加減が心地よい眠りを誘い、真のリラクセーションを与えることが判明したからです。そのため、セラピストは質の高い技術を身につけることが大原則であり、さらに知識を高めて、愛と奉仕の心を持つ思いやりと素敵な笑顔を備えていることが求められます。クライアントへ感謝の気持ちを持ってセラピーをしていくことが、良い成果を生み出すのです。

　このように、セラピーの本質とはクライアントの体質改善を図るだけでなく、精神面でのフォローも大切なことで、なおかつセラピストは疲労を感じずにセラピーをした喜びを得ることにあるのです。

ローマは一日にして成らず

　セリブラルセラピーの講座を受講する生徒たちの中には、家族に健康でいて欲しいとの願いから学ぶ人もいます。よくある理由のひとつに、愛する母親にいつまでも元気でいて欲しいという願いをこめて、会社勤務のかたわらに、学生のうちに、主婦でいる間に技術の習得に励む人が大変多く、本当に喜ばしい限りです。

また、独立開業希望の会社員や主婦も多数いて、セラピストの仕事をしたい、お店を出したいと、希望に胸をふくらませています。医師・看護師・助産師・作業療法士・介護士など、医療に携わっている人たちは、患者を楽にしてあげたいことと同時に、疲れている同僚を癒したいという目的も持っています。

セリブラルセラピーをサロンに導入する主な理由として、エステティシャンの場合はフェイシャルや痩身など美容と若返りの他に、リラクセーションを求めるクライアントが増えてきたため、精神的な癒しセラピーとして取り入れています。また、美容師や理容師の人たちは、ヘアカットやひげそり後の単なるサービスとしてではなく、きちんと料金をいただくことができるヘッドケアを学びたいという目的があります。アロマセラピストやリフレクソロジストは、脳を癒す大切さに気づいてレベルアップのために学んでいます。

すでにプロのセラピストやサロンオーナーとして活躍している人たちの大多数の理由は、サロンの改革です。マンネリ化したセラピーメニューに新たなコースを取り入れて、既存のクライアントに満足してもらい、新規客を獲得する必要性があるからです。

ただし、セラピストという仕事はビジネスライクで片付けられるものではありません。もちろん、セラピーを施した代償としてクライアントからセラピー料金をいただきます。しかし、マニュアル的な手技や決められた時間を費やすためだけのセラピーになってしまうと、そこにはクライアントに対する思いやりやホスピタリティ精神は存在せず、ただお金をもらうだけのセラピーに陥ってしまうことになります。

セラピーを施すことは、クライアントの人生に関わっているともいえるのです。それだけに、クライアントに心から喜んでいただけるセラピーを行ってこそ、プロフェッショナルのセラピスト

だといえます。自分の2本の手を駆使して行ったセラピーが、クライアントへ感動を与えて満足してもらうには、自ら技術レベルを高める必要があります。これには日々精進あるのみで、まさに「ローマは一日にして成らず」です。

自分の役割が与えられているからこそ価値ある人生であると自覚し、他人に対しても思いやりを持って接することができれば、そこには一生懸命になっている自分や純粋な気持ちでひたむきになっている自分の姿を見いだすことができるでしょう。

クライアントを育て、クライアントに育てられているサロンは、地道ながらも一生懸命努力して信念を貫いているセラピストのお店です。そこには、クライアントの喜ぶ顔を原動力に誇りあるプロの仕事があります。人のために行っているセラピーが実は自分のためになっていることにいち早く気づくことのできたセラピストは、その後、飛躍的に成長していきます。

セラピストは美しい白鳥であれ

セラピー終了後に「顔が変わっている」「たるみがなくなった」「目が大きくなった」「良く見える」と、声を上げて喜んでいるクライアントの姿を見ることは、セラピストにとってとても嬉しいことです。クライアントが小さな変化に気づき、満面の笑みを浮かべて大喜びしている姿は、本当にセラピスト冥利につきますし、この仕事を続けて良かったと感じるひとときです。そのためにもセラピストは日頃から自分磨きが欠かせません。技術の向上はもちろんのこと、必要な知識をさらに深めるために学習意欲を常に維持する姿勢が大切です。クライアントの質問にすべて答えられる深い知識、接客態度や店の雰囲気、サービスなど、すべてにおいて高い満足感を提供できるようにセラピストとしての人間

性を磨く必要があります。

　白鳥が泳いでいる姿を思い浮かべてみてください。水上に浮かんでいるだけで、あの優雅な姿を保持することができるでしょうか。私たちには水上に浮かぶ美しい姿しか目にできませんが、水中ではバランスをとるために一生懸命水かきをしているのです。

　それと同じことがセラピストにも当てはまります。白鳥の水かきはセラピストにとって、質の高い技術を身につけるために一生懸命勉強に励んでいる様子であり、優雅に泳いでいる姿は正しい姿勢でリズミカルにセラピーを行っているセラピストの姿としてとらえることができます。このように、見えないところで地道な努力を重ねたセラピストこそが、美しい白鳥として成長し、大きく羽ばたくことができるのです。

　実際、多くの受講生から「今までにないくらい良く勉強した」と聞かされることがあります。地道な努力を積み重ね、いつも前向きに取り組む人こそ、真のセラピストとして一生懸命に仕事に励んでいて、その姿はまるで白鳥のように美しいのです。

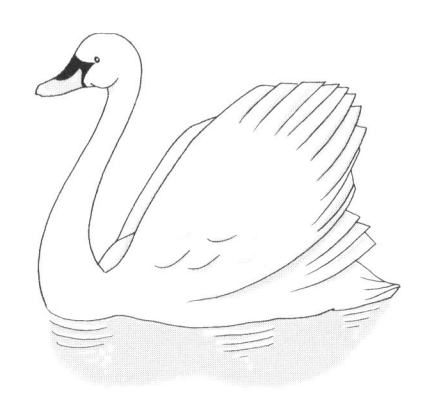

英国における補完療法としてのセラピー

　真のセラピストの働きについて、具体的な例を挙げてみます。イギリスのホスピスを視察した時のこと、末期患者の緩和ケアに携わっているDr.ハートリーがセラピーやセラピストに関するインタビューに応じてくれました。以下に要点を抜粋します。

　《患者の症状を和らげるために薬物によって痛みを軽減することはできますが、病気の進行を停止させることはできません。このような場合、従来の治療と平行して補完療法を施すことにより、患者にリラクセーションを与えて快適に過ごさせることができます。イギリスでは有資格者のセラピストによって、患者とその家族にセラピーを施しています。これは患者と私たち、相互の信頼関係をさらに増強させることにもつながります。

　補完療法について科学的な関連性の証明はできませんが、多数の患者がセラピーを受けた後に感情面や身体面に良い変化があらわれています。セラピーを受けて良い気持ちになったと患者からの報告を聞くことは私にとっても嬉しいことです。補完療法によって、痛みや辛さが少しでも和らぎ、患者が楽しんで生活できることが重要なことです。

　多くの医師が補完療法の効果について証明を必要としますが、私が思うにセラピー後の患者の様子を見ていると、それ以上の証明を必要としていないように感じます。セラピー後に効果が上がった証明があればあるほど、今後の治療の指針となり必要なことではあると思いますが、それよりも患者自身が「良い気持ちだった」「やすらいだ」と感じることが重要であると考えています。

　そのためにはセラピー技術の質の向上が大切です。セラピスト

CHAPTER Ⅶ

がプロフェッショナルとして高い基準を維持し、患者の現在の辛い状況が少しでも和らいで気持ち良くなるように、手助けをしてあげることがいちばんの方法だと思います。

　患者よりもその病気について関心を持っている医師は、患者の感情面や精神面での苦痛を多少なりとも和らげる方法を見いだしてやることよりも、病気治療の試みを重点的に取り扱っている場合があります。補完療法が効果的な方法であるということをすべての医師に納得させることは大変困難だと思いますが、イギリスの多くの医師たちは、補完療法によって患者にリラクセーションを与えてやすらぎを感じさせることにより、痛みを一時的に緩和できることを認識しています。私のホスピスでは患者のためにセラピーを提供できることを幸せに思っています。

　ホスピスで働くセラピストたちは患者の要求に応じられるように、一生懸命努力しています。セラピーは従来のケアに代わるものではありませんが、これまでの慣例的な治療法では得られない快適さやリラクセーションを患者に提供できるものなので、尊重すべきものと思っています。》

　このような考えのもと、すべての患者に残された人生を楽しく快適に過ごしてもらう温かい配慮が、ウィルフリッズホスピスで働く人たち全員に備わっていました。医師や看護師をはじめとして、受付スタッフやガードマン、事務員やセラピストの誰もが常ににこやかな笑顔で軽いジョークを言いあい、生きいきと仕事に励んでいる様子は、末期患者に対してとても心和む明るい雰囲気をもたらしていました。

　日本において、イギリス同様に補完療法としてセラピーを受け入れてもらえるには、確かな技術と深い知識、思いやりやボランティア精神を備えたセラピストに成長することが必要であり、何

181

よりも多くの医師の理解が不可欠であると痛感しました。

プロフェッショナルのセラピストになるために

　それでは、プロフェッショナルのセラピストになりたいという夢を実現させるには、どのようなことが必要になるのでしょうか。

　そのためには、まず技術ありきです。「初心忘るべからず」とは、学び始めた当時の気持ちを忘れず、常に意気込みと謙虚さをもって事に当たらねばならないということです。誰でも初めはそのように心していますが、日が経つにつれて最初の学習意欲を忘れてしまう人が多いのが現実です。"三日坊主"になってしまうのは、家庭の事情や仕事の都合など、もろもろの理由によって勉強が後回しになってしまうのが原因かもしれません。

　しかし、初志を忘れて自分で勝手にボーダーラインを決めてしまい、ここまででもういいと自分で決めてしまえば本当にそこで終わりになってしまいます。まだまだと踏ん張る力を持っていれば、諦めることなく夢に向かって前向きに進んでいくことができるはずです。ですから、プロになるためには何よりも向上心を維持させることが不可欠なのです。

　また、人を癒す立場にあるセラピストとして、心身ともに健康であることも大切です。仕事のストレス発散のためにタバコを吸ってうさ晴らしをしている人が見られますが、毒素をためこんでいるセラピストにセラピーを施されても快感は生まれません。

　セラピストは自分自身の健康を維持し、いくつものプラス要素をもって取り組まねばならないのです。「クライアントに満足していただくには」「より気持ち良さを感じていただくには」ということを絶えず考慮し、それを提供できる技術と資質の向上が望まれます。つまり、セラピストとしての人間性が問われるのです。

そのためにも、ぜひ以下の点について自問自答してみてください。
  * いつも笑顔やユーモアを絶やさない明朗快活さがありますか？
  * 目標は必ず達成しようという強い意志を持っていますか？
  * 積極性があり、前向きな発言が多いですか？
  * 一生懸命やっているという熱心さがありますか？
  * 知識や情報を得るために研鑽を重ねていますか？

そして、プロのセラピストになったならば、次のことを自問自答してみてください。
  * セラピーすることが好きですか？
  * セラピー技術にしっかりした自信を持っていますか？
  * 技術を向上させるために学習を継続していますか？
  * 信念を持っていますか？
  * セラピストとしての誇りを持っていますか？

最も大切なのは、なぜセラピストの仕事を選んだのかということです。セラピストになろうとした時の動機や夢が必ずあったはずです。どの職種においても、プロフェッショナルとはお客様を喜ばせることが神聖な義務といわれています。ましてやセラピストには、人の体に触れて、喜んでもらうというとても大切な義務があります。質の高いプロのセラピストとして活躍するためには、資格を取ったあとこそ常に学び続けることが大切であることを忘れないようにしましょう。

未知の可能性を引き出してみませんか

お客様に確かな技術を提供し、美と健康を高め、ポジティブシンキングで人生を前向きに歩んでいただく社会貢献を担っている

CHAPTER Ⅶ　セリブラルセラピーで自己実現を

――これがセリブラルセラピストの使命であり生きがいです。

ですから、私は受講生に対して、「目的を達成するために突っ走りなさい」とアドバイスします。それは、受講後の過ごし方がプロになれるかどうかを左右するからです。

少しずつやろうと考えて自分なりに計画していたとしても、家族の問題や勤務先の状況によって、初志貫徹できないことがあります。きちんと目標を立てていても、子どものことを優先しなければならないことや、お年寄りの世話や介護などによって自分の勉強時間がとれなくなってしまったという人も少なくありません。

また、石橋を一つひとつ叩いて渡ることばかりに気をとられてしまい、結果的に無駄な時間を過ごしてしまう人もいます。中にはあまりにも慎重になり過ぎて、自分が渡る橋を壊してしまい、先に進むべき道を自ら失ってしまうこともあります。

セラピストの仕事にゴールはありません。セラピー技術を学び終えたことがゴールでもなければ、サロンをオープンした時がゴールでもないのです。セラピストとして成長していくにはゴールはないのです。だからこそ、いつまでも突き進んでいく姿勢を保つ必要があるのです。

セラピストとしての仕事は何年経っても飽きることが全くありません。毎回のように違った新鮮さがありますし、そのつど自分に足りないものを気づかされるきっかけにもなるからです。技術や知識だけではなく人間性も高まるので、本当の自分らしさや生きがいが得られるのです。

受講生の年齢層は10代から60代までと幅広く、男性もいます。セラピストに年齢制限はありませんから、もう歳だからと諦めることはありません。むしろ、「挑戦してみよう」「これから花を咲かせよう」と、夢を描いている人は生きいきしています。というのも、これまで歩んできた人生の中で、大勢の人びとと関わっ

てきた体験を通して培われたさまざまな人間関係、そして経験や知識もセラピー効果をより高めることにつながる場合があるからです。経験豊かな人ほどクライアントのことをよく理解でき、同じ目線に合わせて相手の立場を考えられるセラピストとして活躍できるはずです。

　夢を持ち、具体的な目標ができると、毎日をさらに楽しく過ごすことができるようになります。今まで知らなかったことに対しておっくうがらずに挑戦してみると、新たな自分を見つけることができ、これまで気づくことのなかった自分の違った一面を発見することにもつながります。つまり、新たな刺激によって自分を磨き、より高めることができるのです。

　セラピストの仕事を通じて、生きているという実感が湧いてくると、すべてに対して愛おしさが感じられるようになります。今しなければならないことや近い将来すべきことを考え、目的に向かって突き進んで努力している人はキラキラと輝いています。

　また、セラピストとして経験を積み重ねていくことで、一人ひとりが個々に持っている心身状態の違いがわかるようになってきます。そして、それらの経験は新たなクライアントに対して、さらに細やかな配慮ができる素地となります。経験を重ねれば重ねるほど、クライアントとの間に良いコミュニケーションを持つことができますし、満足してもらえるセラピーを施すことは自分の生きがいや誇りにつながっていきます。このように自分の仕事に生きがいを感じられる人は幸せです。

　あなたもセリブラルセラピーを通して、自分の未知の可能性を引き出してみませんか？

CHAPTER Ⅶ　セリブラルセラピーで自己実現を

・・・・・・・セリブラルセラピー講座を受講して・・・・・・・

◆理屈抜きに気持ちよい　　　　　　　　　　　　　　上野智恵子（神奈川県）

　迷わずセリブラルセラピーを選んだ理由はセラピー後の反応に興味を持ったからです。セラピーへの情熱とセラピストのあり方を教えてもらい、私の中に新風が吹き込みました。何よりセリブラルセラピーは理屈抜きに気持ち良いのです。

◆心身を癒せるセラピー　　　　　　　　　　　　　　内田真佐美（神奈川県）

　先生は厳しいけれど、真面目にやろうとする人にはきちんと面倒みてくれるから大丈夫と教えられ、受講を決めました。心の奥に深く入り込むことなく、心身を癒したいという私の条件にピッタリくるものがセリブラルセラピーでした。

◆幸せと感謝でいっぱい　　　　　　　　　　　　　　江端　和子（千葉県）

　数ある中でピカリと光ったセリブラルセラピー。不思議なオーラに包まれた感覚で、私が求めていたのはこれだと思いました。丁寧に指導してくださる水木先生にぐいぐい引き込まれ、出会えたことに幸せと感謝の気持ちでいっぱいです。

◆思いやりを持つ大切さ　　　　　　　　　　　　　　片山　真弓（栃木県）

　脳を癒して心と体を解放するセリブラルセラピーとの出会いは必然でした。まさに求めていたもので、思いやりを持つ大切さを教えられました。過去の自分を振り返り、自分に何が足りないか実感でき、未熟さも感じとることができました。

◆生きる力強さをくれる　　　　　　　　　　　　　　加藤　順子（沖縄県）

　まさに天からの恵みがセリブラルセラピーでした。探し求めていた理想のセラピストとは水木先生であると気づき、情熱と繊細さ、指導者としての能力を学びたいと心から思いました。生きる力強さを与えてくれた素晴らしいセラピーです。

◆水木先生に出会い感謝　　　　　　　　　　　　　　柴田久美子（埼玉県）

　今後もサロンを続けていくために受講を決めました。先生の熱心でパワフルな授業は学生時代ろくに勉強しなかった私に、学ぶ楽しみを教えていただき、自分自身を高めたいと強く感じました。水木先生に出会えたことに感謝しています。

◆一生懸命になる大切さ　　　　　　　　　　　　　　松本明日香（東京都）

　一生続けられ人生を充実させたいと思った時にセリブラルセラピーを知り、早速受講しました。セリブラルセラピーに出会ってから、本当に人生観が変わりました。一生懸命になる大切さと人との触れあいに感謝できるようになりました。

CHAPTER VIII

セリブラルセラピーの テクニック

セリブラルセラピーの環境設定

　最近はヘッドに関連するセラピーが増えてきました。バリに伝わるクリームバスやアーユルヴェーダの額にごま油を垂らすシロダーラなどの伝統療法をはじめ、頭皮洗浄や毛髪ケアを目的とするヘッドスパなど、ヘッドに関するセラピーは多種多様にあります。とくに脳の癒しを目的としているセリブラルセラピーの本質として、ヘッド部分は重要であり、省略できない部位です。人体の中でも頭と顔は心地よい余韻が残るといわれており、クライアントに真のリラクセーションをもたらす重要な鍵を握っています。

　クライアントは満足感を得るために、そしてセラピストは達成感を得るために、セラピールームの環境設定を整えることが大切です。質の高いセラピーを行うためには、クライアントのために心地よい空間づくりも大切な準備のひとつになります。そのためには、セラピストにとってセラピーしやすいように快適なマッサージベッドや椅子を使用することが基本で、クライアントにとって寝心地や座り心地のよいものを選ぶようにします。そして、室温もクライアントにとって快適な温度設定にしておきます。さらに照明にも気を配り、やわらかい光によって心休まる照明を用意し、頭上からのライティングは避けて、サイドライトを使用するようにしましょう。キャンドルを使用できるのであれば、さらにくつろぎの空間を幻想的に演出することができます。クライアントもセラピストも心が穏やかになれるように落ち着いた雰囲気をかもし出すセラピールームであることが勧められます。

　また、セラピーを行う上で必要になるのは、クライアントに適したオイル類を選択することと、リラクセーション効果をより高めてくれる音楽です。音楽なしでセラピーを行うと、外部の騒音

が気になってしまうことがありますから、1/ f ゆらぎ現象を感じる音楽として水のせせらぎ音や小鳥のさえずり声などのＢＧＭを用意しましょう。これらの準備を整えることによって、セリブラルセラピーに重要な脳への鎮静作用、催眠作用、リラックス作用を高めていくことにつながります。

　初めてセラピーを受けるクライアントは不安を感じやすいものです。セラピストにとっても、クライアントのコリの状態や圧加減が手探り状態にあるために、圧の好みを把握できていません。ですから、クライアントの話しや体に注意深く耳を傾け、心身の状態を理解するための観察力、コリの度合いや範囲を確実にとらえて適切な圧加減を調整していくことができる応用力などを身につけることが必要です。重要なことは目の前にいるクライアントのことだけを考えること。その上でどのようにアプローチしていけばよいかを考慮しながらセラピーに取り組むようにしましょう。

　セリブラルセラピーには、フルボディコース・カウチコース・オイルコース・クローズコースがありますが、中でもとくにカウチコースは性別や年齢に関係なく誰もが好むコースです。それは着衣のまま受けられる利便性があり、セラピー中は寝息やいびきを立てるほど気持ち良い眠りの世界に入れるからです。日頃の疲れがすっかり解消できると、とても喜んでもらえます。また、セラピストにとってはクライアントへ絶えず気配りをしながらも、いちばん楽に行えるコースと評判で、セラピー後は達成感に包まれます。

　今回はぐっすりコースともいわれるカウチコースのテクニックや部位別の効能について説明しましょう。ここに紹介したテクニックは基本コースの一部です。さらに効果を上げるためには、クライアントの体格や症状の違いによって高度なテクニックを取り入れ、繊細かつ丁寧に行う女性バージョンと、ダイナミックに行う男性バージョンを使い分ける質の高い技量が必要になります。

CHAPTER Ⅷ　セリブラルセラピーのテクニック

基本のテクニック

＊ニーディング

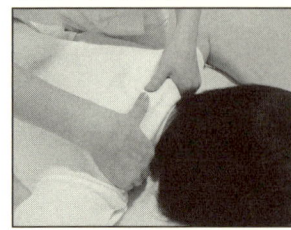

筋肉をもんだり、こねたりするテクニックで、コリを和らげるのに最適です。筋肉の収縮と弛緩を繰り返しながらこわばりをほぐしていくので、肩や背中などに適しています。手のひらや手のひらのつけ根、指の腹や親指などを使いわけると、どの部位にも行えます。ニーディングは、よくパン生地をこねる動作にたとえられ、適度な圧加減でリズミカルに行えば、緊張していた筋肉がゆるんで体が軽く感じられるようになります。

＊ローテーション

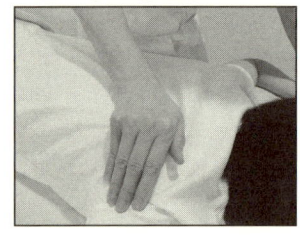

手のひらのつけ根や指の指紋部分と腹を使用して、円を描くようにしながら筋肉をもみほぐしていくテクニックです。しっかりと圧を加えた方が、筋肉のこわばりはほぐれやすく、受け手もしてもらった感覚がまさります。また、肘を使って行うと、さらに筋肉の深いところにあるこわばりをとらえることができるので、こっている人に喜ばれます。ただし、やり過ぎてしまうと筋繊維を傷めることにつながるので注意しましょう。

＊プレッシャー

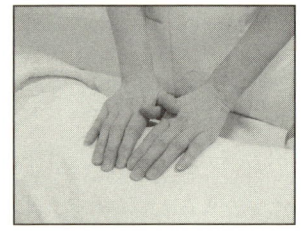

指の指紋部分や腹、手のひらのつけ根や拇指宮(ぼしきゅう)を使用して、1ヵ所にじっくり圧をかけるテクニックです。痛みを感じるほど押すことは不快となり、逆効果になってしまうので注意します。指の先だけに力を入れて押すと、腱鞘炎や指を痛めることにつながるので避けましょう。また爪があたると痛みを感じさせてしまうので、指を立てないようにします。顔を行う場合は、中指の腹で優しく押して、軽い刺激を与えるようにします。

＊ストローキング

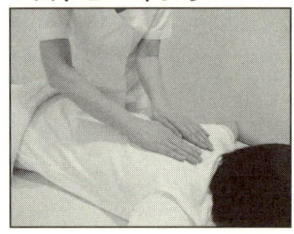

手をぴったりあてて、なでたりさすったりするテクニックです。手のひらや指の腹部分を使用して、流れるように行うと快感を誘います。背中を行う場合は、手を密着させて筋肉に直接刺激を与える感覚で手をすべらせるようにします。しっかり圧をかけて行うと、疲れが取り去られる効果があります。顔を行う場合は、皮膚表面を羽毛のような軽やかさをイメージしながらていねいに流すように行うと、リラックス効果が上がります。

CHAPTER Ⅷ

＊ハッキング

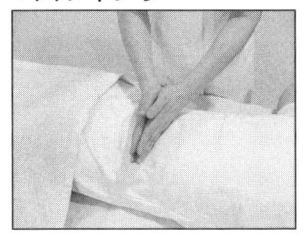

手を手刀のような形にして、手の側面を使用してリズミカルにたたくテクニックです。両手で交互にたたいたり、または同時にたたいたりすることで、筋肉に刺激を与える度合いが調整できます。男性や体格の良い方には、左右の手をぴったり合わせて使用すると、さらに圧をかけることができ、コリのほぐれを感じるので強い刺激を求める方に向きます。ただし、骨の上をたたくと痛みが生じるので、十分注意しながら行いましょう。

＊カッピング

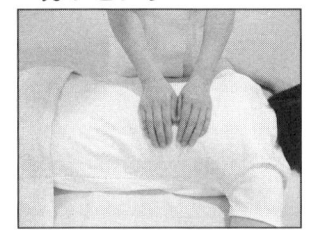

手は卵をおおうカップのようにして、指のつけ根の関節で軽く折り曲げ、すべての指は揃えて伸ばすような形にします。左右交互にたたいたり、または同時にたたいたりするテクニックで、部位によって使い分けができます。吸盤のように空気を閉じこめた手で行うことによって、軽やかな音をかもしだすことができ、心地よい眠りを誘います。強くたたくことは避けて、速すぎずリズミカルに行うと快感を与えることができます。

＊ナックリング

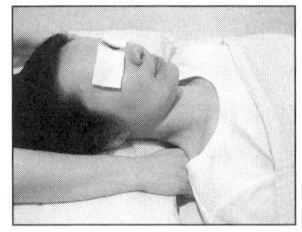

手を軽く握って握りこぶしをつくります。握りこぶしのまま左右の手首を同時に回しながら、筋肉のこわばりをゆるめていくテクニックです。肩を行う場合は、手の甲側の指の第2関節から指のつけ根までの部分を使用して、筋肉にきちんと密着させてコリをほぐしていくようにします。こわばりが強い場合は、中指の第2関節部分を強調して手首を大きく回転させると、筋肉をしっかりとらえることができるので快につながります。

＊スクィージング

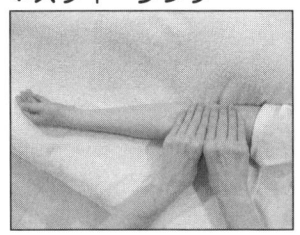

両手または片手を使用して、筋肉をしっかり持ち上げてからゆるめるテクニックです。手のひらを密着させて指の腹部分を使用して筋肉をとらえるように心がけます。手をゆるめる時は体を押さないように気をつけます。指先に力を加えると、その部分だけが強調されて痛みを感じさせ、つかまれるような不快感を与えてしまうので注意しましょう。手の使用方法によって肩・腕・脚などのあらゆる部位に応用することができます。

CHAPTER VIII　セリブラルセラピーのテクニック

セリブラルセラピー　ぐっすりカウチコース

● 腰　lower back

　筋肉は常に収縮と弛緩を繰り返しています。疲労がたまると筋肉が収縮したまま硬くなってしまい、柔軟性がなくなるためにコリの症状が出てきます。このコリは腰から始まって、背中・肩・首・後頭部・腕へ範囲を広げていきます。

　骨盤が柔軟になると、安定した良い姿勢を保つことができ、背骨に柔軟性があると腰痛を予防することができます。腰痛は腎臓の機能が低下している時に起きやすいので、腰部分の血液循環を良くして腎機能を高めることが勧められます。

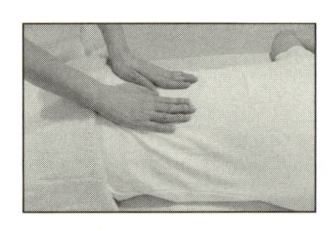

ウエストラインに両手をあてます。脊椎の両側に左右対称になるように両手をおきます。セラピストの温かい手のぬくもりが、クライアントへ伝わるように気持ちをこめましょう。落ち着いて精神を統一させ、クライアントとセラピストは呼吸を整えてシンクロナイズさせるようにしましょう。

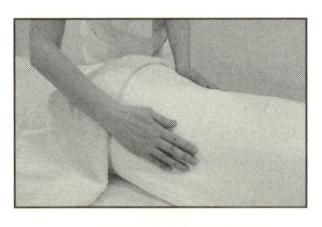

ウエストラインに両手をあてます。脊椎の中心からスタートして体側面へ向け、手を左右対称にあてていきます。手のぬくもりが伝わるように気持ちをこめて行います。繰り返し行う時は、少しずつ圧を入れながら手をあてるようにします。脇腹を押すと圧迫を与え不快となるので注意します。

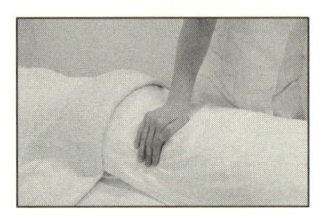

手のひらのつけ根部分が脊椎に軽く触れるように脊椎の際に手をおきます。指は揃えて伸ばし、指先は体側面へ向けます。ウエストラインに沿って、手のひらのつけ根部分で筋肉へ圧をかけます。押し過ぎるとお腹を圧迫して、呼吸に乱れを生じてしまいますから気をつけましょう。

CHAPTER VIII

● 胸　chest

　リンパ本幹は左右にあり、右リンパ本幹は右側の上半身からリンパ液を集めて右鎖骨下静脈に流れ込みます。左リンパ本幹は右リンパ本幹が作用する以外の部分からリンパ液を集めて左鎖骨下静脈に流れ込みます。リンパ系は免疫機能にも関与し、病原体の感染に対する生体防御として重要な働きをしています。

　鎖骨下リンパ液の流れがスムーズになると、気管支の通りも良くなって呼吸に関連したさまざまな症状が軽くなります。

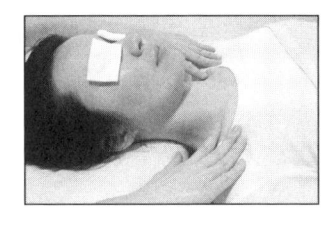

手を鎖骨の上に軽くあてます。鎖骨の上側に人さし指をあて、鎖骨の下側に中指があたるようにします。中指の指紋部分で鎖骨下を垂直に軽めに押します。肩先の鎖骨下からスタートして、胸の中心へ向かって進みます。圧が強すぎると気管支を圧迫して、咳が出ることがありますから注意しましょう。

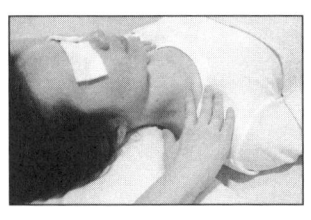

鎖骨の上側に人さし指が、鎖骨の下側に中指があたるように手を軽くあてます。中指の指紋部分で小さな円を描くように回しながら優しくほぐします。肩先の鎖骨下からスタートして、胸の中心へ向かって進みます。気管支を圧迫してしまうと不快となるので、優しく丁寧にゆっくり行いましょう。

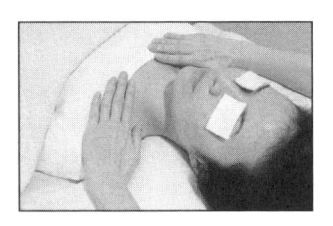

指を揃えた手を鎖骨の上に軽くあてます。両手の指先は胸の中心で向き合うように位置します。胸の中心から肩先へ向けて、両手を同時に優しく流しましょう。丁寧に行うことによって、胸につかえていたものや詰まっていたマイナスの感情が流れ去って、体が軽く感じられるようになります。

CHAPTER Ⅷ　セリブラルセラピーのテクニック

● 背中　back

　人体の中で最初に形成されるのが脊髄と脳で、その後に手足や内臓器官が形成されます。中枢神経が最初にできてから、末端の部位が左右対称にできます。このため人体の正中線（背骨を中心とした中心部のライン）は重要であり、脊柱は小宇宙の中心にたとえられ、全身の神経が出入りするところといわれています。脊柱は脳と全身をつなぐすべての神経が集まった脊髄を保護しているので、脊椎の上に強い圧をかけることは絶対に避けるべきです。

　背中のコリは単なる筋肉のこわばりのように見えますが、実はそこには行き場のない未消化の感情がたまっていることがあります。背中に丁寧に触れることによって、さまざまな感情を読みとることができる場合があります。心からリラックスできるセラピーで、体内にためていたマイナスの感情を解放することができれば、心の浄化につながります。疲労は仙骨から徐々に腰椎（ようつい）へ伝わってきますから、そのため腰痛で悩まれる人が多いのです。それから胸椎（きょうつい）、頚椎へ伝わってきます。疲労がたまり過ぎると、首の痛みにつながったり、頭重を感じたりという不調が生じてきます。そのためにも背中はしっかりほぐし、血液循環を促進させて筋疲労を緩和することが大切です。セリブラルセラピーでは、「感情の凝固」を流し去る背中のケアが重要であるととらえています。

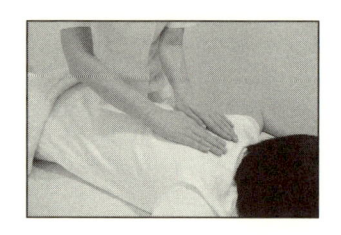

脊椎の両側に手をあて、ウエストラインから首のつけ根へ向けて順々にタッチしていきます。温かい手のぬくもりを伝えるように丁寧に行います。指の先が首まで到達したら、両手を密着させたまま臀部へ向けて同時に滑らせます。背中にたまっていた不浄なものを流し去る感覚で行いましょう。

CHAPTER Ⅷ

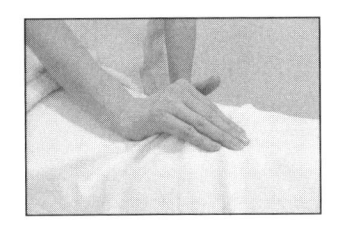

親指が脊椎の際に触れるように手をあて、手のひらのつけ根で筋肉を押し上げるようにしっかりほぐします。ウエストラインからスタートして首のつけ根へ向けて徐々に進んでいきます。脊椎際の筋をしっかりとらえて、つかんでほぐすようにします。脊椎にタッチすると不快になるので避けましょう。

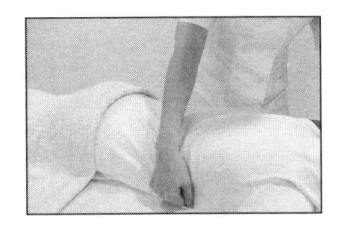

指を揃えて伸ばした手を脊椎の際部分にあてます。脊椎際部分の筋を手のひらのつけ根でしっかりつかんで、こわばりをほぐすようにしながら体側面へ向けて流します。ウエストラインから始めて肩まで行います。脊椎にタッチすると痛みを感じさせてしまうので、注意しながら行いましょう。

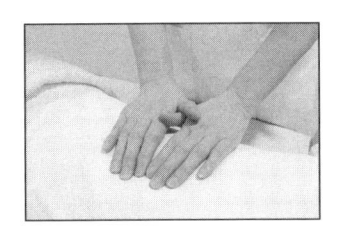

両手の親指を除いた8本の指を揃えて脊椎の際部分へあてます。指の第1関節が脊椎を感じるようにすると、ポイントから外れずに進むことができます。ウエストラインから始めて首のつけ根へ向けて進み、垂直に圧をかけます。胸や首付近は圧を調整して気管を圧迫しないように注意しましょう。

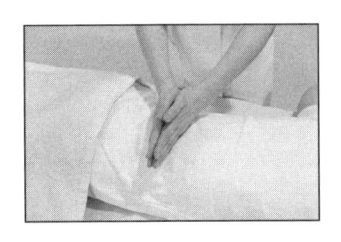

手を手刀の形にして、軽く両方の手を合わせます。その手を上下に動かしながら肩から足首までリズミカルにたたき、足首から肩まで往復します。知覚神経終末の刺激に効果があります。ふくらはぎも行うことによって、リンパや血液の循環を促すことから、脚のむくみやだるさも解消できます。

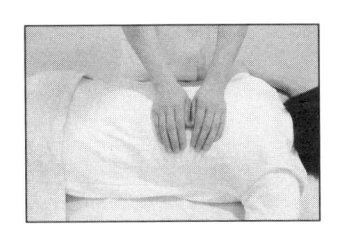

卵を包みこんだように軽く丸めた形の手にします。両手を交互に動かしながら肩から足首へ向けてリズミカルにたたき、足首から肩まで往復して戻ります。手をまっすぐ伸ばしたまま勢いよくたたくと痛みを感じさせてしまうので注意します。心地よい刺激が伝わるように、圧を加減しながら行いましょう。

CHAPTER Ⅷ　セリブラルセラピーのテクニック

● 肩　shoulder

　身体面での不快な症状として、男女ともに肩こり・腰痛・手足の関節痛・体のだるさが挙げられます。中でも肩こりは、日本人特有ともいわれるほど、その辛さに悩んでいる人が多数います。体に必要なビタミン類が不足して消化吸収がうまくいかないと、燃焼しきれないカスが体のあちこちにたまってしまい、肩にたまれば肩こり、腰にたまれば腰痛になるといわれています。

　疲れがたまると、肩こりになってあらわれてきますが、日常の生活において、つい肩を上げる動作を無意識に行っていることからも起きてきます。肩に力が入っていると、首と頭への血流が滞ってしまい、反対に肩の柔軟性が増すと、頭部への血液量が増えて毛髪の育成にも効果があります。肩がこると頭や目にも悪影響を与え、頭痛や眼精疲労を引き起こし、ひどくなると腕にしびれが起きることもあります。肩こりは、これ以上無理を続けると病的症状があらわれるという警告反応を示しているともいわれています。高血圧や低血圧からも肩こりは生じるため、血液循環を良くして心臓の負担を軽くすることが大切です。

＊体のこわばりを緩和するにはシャワーよりも入浴がお勧めです

- 筋肉疲労解消入浴法 -
筋肉疲労を解消したい時は、42℃〜43℃の熱めのお風呂に入ることが最適です。ぬるめのお湯で体を慣らしてから入るようにしましょう。

- 精神疲労解消入浴法 -
41℃以下のぬるめのお湯にゆったり入ることは、副交感神経が刺激されてα波が出るなど心身ともにリッラクスできます。

CHAPTER VIII

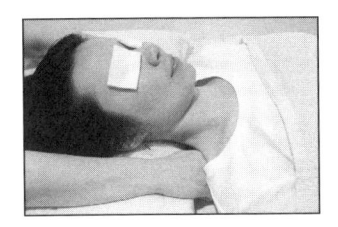

手は軽く握って握りこぶしの形にします。その握りこぶしを肩にあて、肩先から首のつけ根へ向けて僧帽筋をほぐします。肩甲骨に触れている部分へ余計な圧をかけないように、両方の手首を外側へ向けて回転させます。肩の僧帽筋をとらえたら、圧加減を調整しながらほぐしていきましょう。

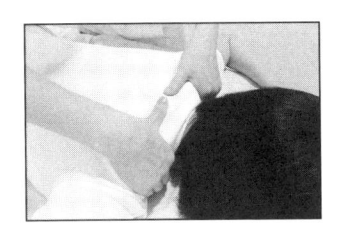

肩の僧帽筋に手をあて、両手を同時に使用して肩のこわばりをほぐします。首のつけ根から肩先へ向けて、僧帽筋をつかんで持ち上げてからゆるめるようにします。こり具合によって程良い圧をかけるようにします。僧帽筋をつかんだ時、肩を持ち上げないように細心の注意をはらいましょう。

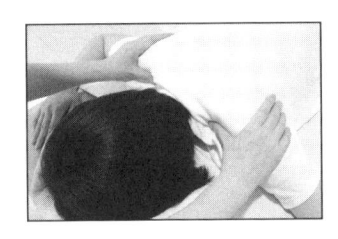

肩の僧帽筋に両手の親指の指紋部分をあてて押します。肩先から首のつけ根へ向けて、垂直に圧をかけていきます。指を痛めないようにするには、親指は立てないようにすることが大切です。また親指のつけ根を立てることも腱鞘炎につながるので要注意です。体を押さないように注意しましょう。

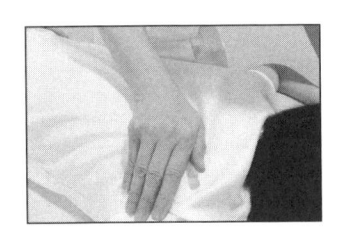

肩甲骨の際へ手をあてます。肩甲骨に沿って、手のつけ根部分で円を描くように動かします。手のつけ根部分でしっかり筋のこわばりをとらえてほぐすようにします。胸を抑えつけないようにすることと手の重みを感じさせないように気をつけます。リズムをとりながらしっかり行いましょう。

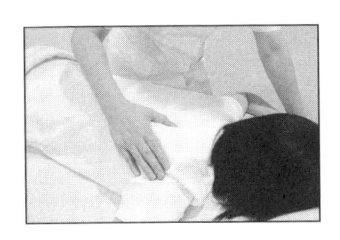

肩甲骨の際へ親指をあてます。親指の指紋部分で肩甲骨に沿いながら、圧をかけて押します。肩甲骨際部分はこわばりを感じやすいところなので、垂直に圧をかけるようにします。ただし、押し過ぎないように注意します。親指は立てないようにして、リズミカルに動かすように心がけましょう。

CHAPTER Ⅷ　セリブラルセラピーのテクニック

● 手・腕　hand&arm

　普段、何気なく使っている腕にもかなりの疲労物質がたまっています。疲労がたまり過ぎると筋肉機能が低下し、ますます硬くなって動かしにくくなります。腕の疲労は肩や背中の筋肉に柔軟性がないことからも影響を受けることがあります。

　腕の疲れをとるためには上腕の三角筋をしっかりほぐすようにしましょう。上腕部の血液循環が良くなることから、肘のリンパ節へ毒素を押し出して老廃物が流れやすくなります。それによって関節機能が高まり、肩関節の可動域も広くなります。

　手のひらと甲には、人間の体のすべてが凝縮されているといわれています。体の前面に対応しているのは手のひらになり、手のひら部分には臓器の配置がそのまま投影されています。手の甲は感情や考えを伝えるためのサポートをしています。

　毎日使用する手には知らず知らずのうちに疲れがたまっています。心地よいと思える圧加減で疲れを取り去るようにしましょう。物に触れて感覚的情報を得る重要な働きを持つ手は脳と密接に結びついています。手や指は物をつかんだり、持ち上げたりするなど複雑な動きを担っているので、手指をよく動かすことは脳の活性化につながり、認知症が早まるのを防いでくれます。

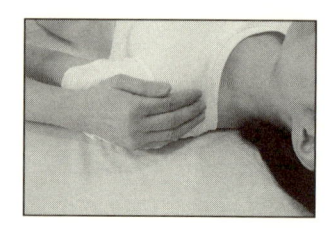

腕の側面を手で挟んで筋の収縮と弛緩を繰り返しながら、手首から腕のつけ根へ向けて徐々に進みます。指先で腕をつかむことは避けてください。肩へ到達したら指を揃えて肩にあて、手のひらは三角筋へぴったりあてます。手のひらのつけ根を三角筋へしっかり密着させ回しながらほぐしましょう。

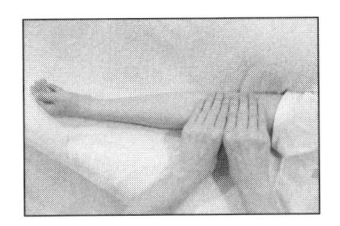

腕のつけ根部分へ両手をあてます。親指は腕の下に、他の指は揃えて腕の上におきます。腕のつけ根から始めて手首へ向けて進みながら、すべての指の腹部分を使用して筋をゆるめます。ゆるめて戻す動作を上腕部、下腕部ともに3～4ヵ所行います。指先に力を入れてつかむことは避けましょう。

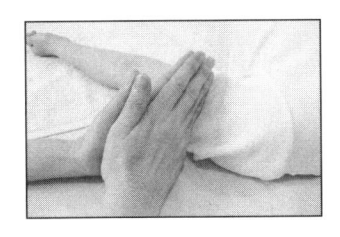

手首から腕のつけ根部分まで小指の側面を使用してたたきます。両手のひらを軽く合わせて揃え、手首からスタートして腕のつけ根まで行ったら、腕のつけ根から手首まで戻ります。三角筋にはコリがたまりやすいので丁寧に軽やかにたたきますが、他の部分は軽い刺激を与える感覚で行いましょう。

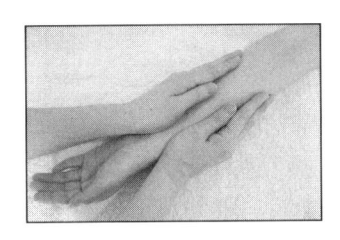

手の中に卵があるようにふんわり丸めた形にします。その手で手首から腕のつけ根部分まで軽やかにたたきます。下腕部は両側からはさみこむ形で行います。上腕部は腕の上と側面を行います。手首からスタートして腕のつけ根まで行ったら、腕のつけ根から手首まで戻るように往復させましょう。

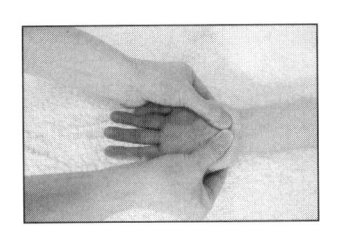

手のひらを両親指で押します。最初のスタート位置は親指と人さし指の間、小指と薬指の間になります。次に人さし指と中指の間、中指と薬指の間から始めます。指のつけ根から手首へ向けてリズミカルに圧をかけます。指を立てると爪があたって痛さを感じさせることになるので注意しましょう。

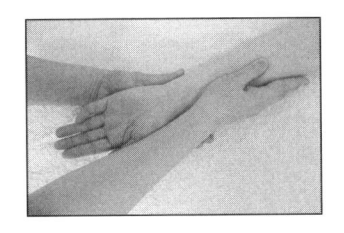

手首のつけ根からスタートして脇の下まで押します。手首のつけ根から脇まで到達するラインを定めて親指の指紋部分で丁寧に程良い圧をかけながら徐々に進んでいきます。腕の疲れをぬぐい去るために丁寧に緻密に行います。指を立てて爪をあてないことと腕をつかまないように注意しましょう。

CHAPTER Ⅷ　セリブラルセラピーのテクニック

● 首　neck

　体重の約10％にあたる重い頭を支えている首は、血液の循環が阻害されるとこり固まってきます。喉部分はすべての感情の通り道となる重要な部位なので、感情を素直に表現できずにいると、筋肉は硬くなって首がこわばってしまいます。このような状態を生体エネルギー論では感情の凝固と呼んでいます。
　首はとてもデリケートな部位になりますから、強い圧をかけることや頸椎部分に負荷をかけることは避けるようにしましょう。

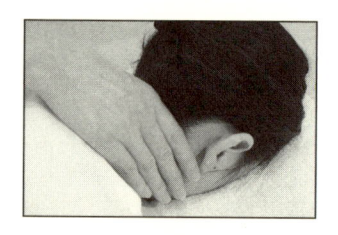

指は揃えて伸ばした手を軽く首へあてます。首のつけ根から後頭部へ向けて、軽いタッチで首のこわばりをやわらげていきます。胸鎖乳突筋や頸動脈を圧迫しないように気をつけます。首を引っ張ると気管が圧迫されて苦しくなり、咳こんでしまうことがありますから注意しながら行いましょう。

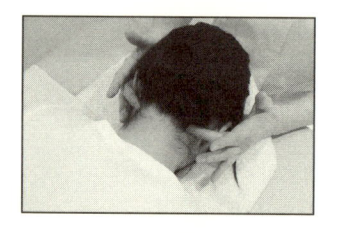

中指を後頭骨の際にあてます。両手の中指が左右対称に向き合う形になります。耳の後ろからスタートして少しずつ頸椎へ向けて進みながら、中指の指紋部分で圧をかけます。指先に力を入れることは避けて、リズムをとりながら丁寧に行います。頸椎の上を押すことは避けるようにしましょう。

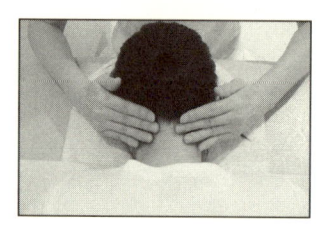

指は揃えて伸ばした手を軽く首へあてます。両手の指先は首の中心で向き合うように位置します。首の中心から耳へ向けて、両手を同時に優しく流します。圧をかける必要はありません。手のぬくもりが感じられるように丁寧に、ためこんでいた不要なものを流し去る感覚で行いましょう。

CHAPTER Ⅷ

● 耳　ear

　耳は音を聞く聴覚の働きの他に、全身のバランスをとるための平衡感覚(へいこうかんかく)を司っている感覚器官です。耳の形は羊水の中に浮かぶ胎児の姿をあらわしているといわれています。全身の各部位に対応する反射区が数多く分布しており、全身を映す縮図といえます。頭部に相当する耳たぶには、大脳皮質、脳下垂体、脳幹など全身の機能に関わる重要なポイントである反応点が集まっています。

　長期にわたって強いストレスを受けると、脳の視床下部のバランスがとれなくなり、耳鳴りの症状があらわれることがあります。耳を丁寧にほぐすことは、自律神経のバランスの乱れから起こるさまざまな症状を改善させるのに役立ちます。

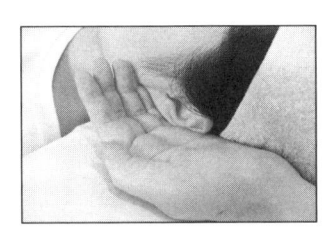

耳介に小指の側面部をあててこすります。前後へ手を回しましょう。

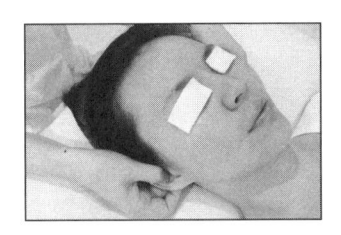

親指と人さし指を耳介へあてリズミカルに親指で圧をかけましょう。

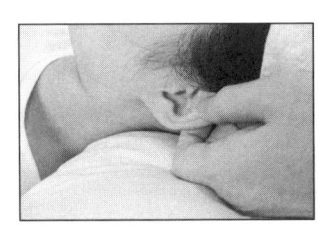

耳介に沿って親指で円を描くようにします。耳全体を行いましょう。

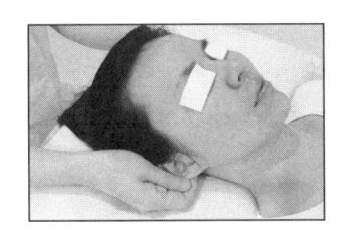

耳介を優しくこするように広げていきます。耳たぶから始めましょう。

CHAPTER Ⅷ　セリブラルセラピーのテクニック

● 頭 head

　体の中でもいちばん重要な神経系の中心である頭部をケアすることによって、神経系全体が鎮静化し、落ち着きが得られることに加えて幸福感も最大に得ることができます。

　使い過ぎや考え過ぎによって疲れてしまった脳に休息を与えることは、自律神経のバランスをとることにつながり不調を解消します。頭皮の適度なゆるみとしなやかさは健康上必要不可欠なものです。適度なゆるみがないと、肩や首のコリにつながり、眼精疲労や頭痛を生じることがあります。それ以上に問題なのが、あらゆる神経系の中枢である頭脳そのものへの影響です。

　頭皮にゆるみがない状態は人体の生命活動システムが円滑さを失って、血液とリンパの循環が悪くなったり、ホルモンの分泌が滞ったり、体のあらゆる部分で支障をきたし始めていることのあらわれともいえます。

　髪が生えている部分にはＣ繊維という特殊な神経線維があり、情動的なことに関係しています。髪はストレスの影響を強く受けますから、ストレスによって交感神経が緊張すると、皮脂腺の働きが活発になって、頭皮から分泌される皮脂の量が増加します。ストレスの影響で頭皮が悪い状態になると、抜け毛が促進されて円形脱毛症を引き起こすことがあります。

　ヘッドケアは頭部だけではなく目や耳の血液循環も促進させ、顔の表情が優しくなり、良い眠りを招く効果があります。ただし、ひどい頭痛がしている時にセラピーを行うことは逆効果になりかねないので避けたほうが無難でしょう。

CHAPTER Ⅷ

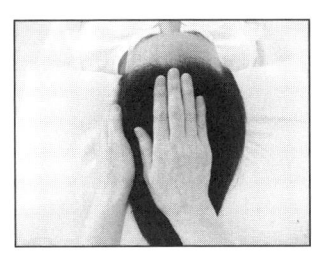

手を頭頂部にあて細やかなバイブレーションをかけ響かせましょう。

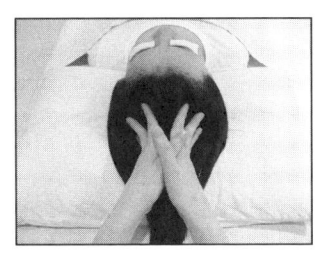

両指の指紋部分で小さく円を描いて頭皮の緊張をほぐしましょう。

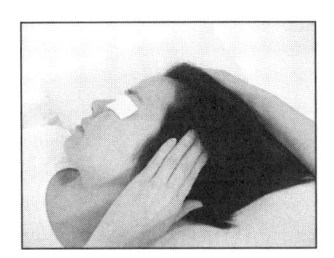

側頭部から頭頂部へ向けて、丁寧に頭皮のゆるめを行いましょう。

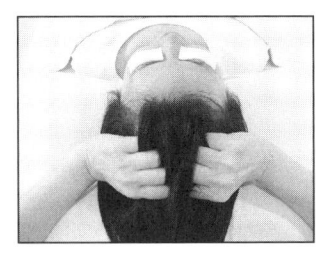

頭皮と毛根へ刺激を与えるために、毛髪をつかんでゆるめましょう。

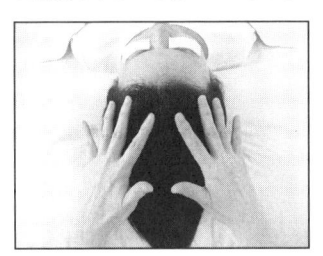

指を交互に動かしながら、頭皮に軽やかな刺激を与えましょう。

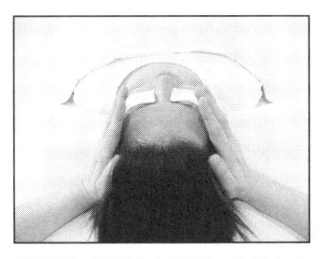

側頭部へ両手をあてて、頭部上方へ向けて側頭筋をゆるめましょう。

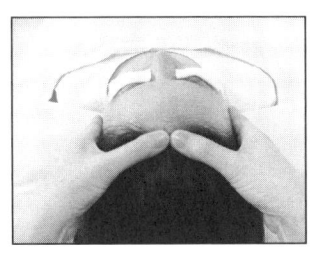

頭部全体へかけて両親指の指紋部分で優しく圧をかけましょう。

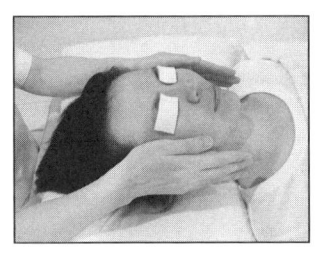

こめかみへ拇指宮部分をあて円を描くようにゆっくり回しましょう。

CHAPTER VIII　セリブラルセラピーのテクニック

● 顔　face

　見る役割を担う目、嗅ぐ役割を担う鼻、聞く役割を担う耳、話す役割を担う口、これらの重要な役割を持つパーツが顔に集約されています。つまり、顔には視覚、嗅覚、聴覚、味覚、触覚の五感すべてが集中しているのです。

　脳に出入りしている神経には、視覚を支配する視神経、嗅覚を支配する嗅神経、聴覚と平衡感覚を支配する聴神経、顔の表情を支配する顔面神経、顔の皮膚感覚と下顎（したあご）の動きを支配する三叉神経（さんさしんけい）などがあります。脳に出入りする神経の多くは顔面を通っているので、顔の筋肉を動かして刺激を与えることが重要になるのです。

　表情筋といわれる顔面の筋肉は頭部とつながっており、お互いの筋肉をバランスよく動かすことによって、喜怒哀楽の表情をつくりだします。筋肉の動きが停止し、血液循環が阻害された状態が長く続くと、生体エネルギーはスムーズに流れなくなります。体のコリと同様に感情が停滞することによって、生体へ悪影響を及ぼしてしまいます。素直に感情を表現できないでいると、顔面のあらゆる筋肉が硬くこわばってしまい、心に負の感情をためこんでしまうことにつながります。極度のストレスがたまることによって、顔の筋肉にゆがみを生じると顔面けいれんを起こす場合があります。

　目の筋肉は心の中にある過程の視覚的構成要素をコントロールしているといわれており、ストレスは視野に大きな影響を与えます。目は脳の一部と考えられ、目が疲れるということは脳の疲れにつながっていきます。表情筋へ刺激を与えることは老化を遅らせて、脳を活性化させることになります。

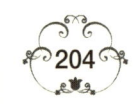

CHAPTER Ⅷ

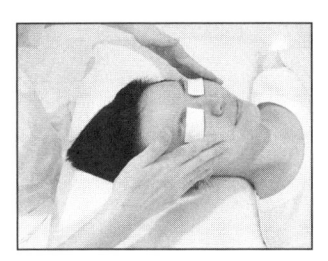

下顎の中心から頬骨へ向けてフェザータッチで手を往復させましょう。

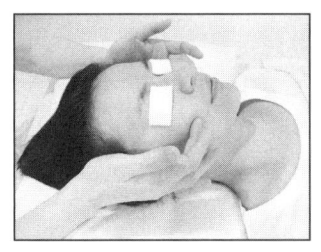

頬骨に沿って中指で筋肉を押し上げるようにしたあとゆるめましょう。

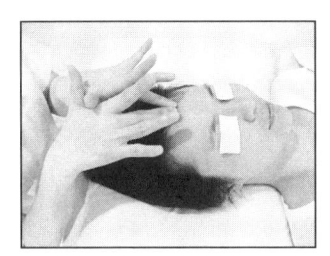

髪の生え際ラインを額の中心から耳へ向けて中指で圧をかけましょう。

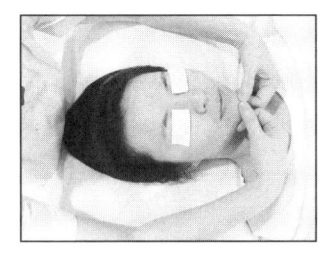

下顎を人さし指で支え、親指で顎の中心から優しく押しましょう。

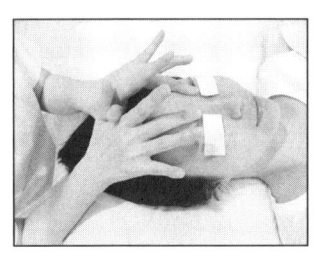

眉頭から始めて眉上を両手の中指で左右対称に軽い圧をかけましょう。

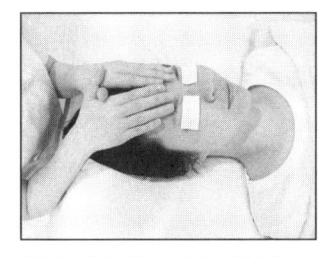

両手を揃えて額を左右対称にフェザータッチで丁寧に流しましょう。

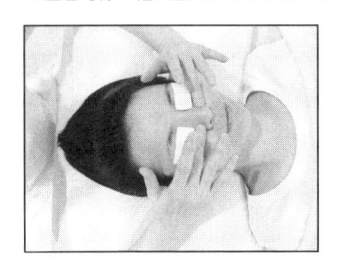

中指の側面が小鼻へ触れるようにあて垂直に押した後ゆるめましょう。

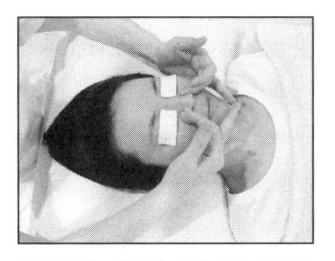

鼻の両脇へ薬指と中指をあて頬から耳へ向けて丁寧に流しましょう。

205

CHAPTER Ⅷ　セリブラルセラピーのテクニック

顔面の骨格

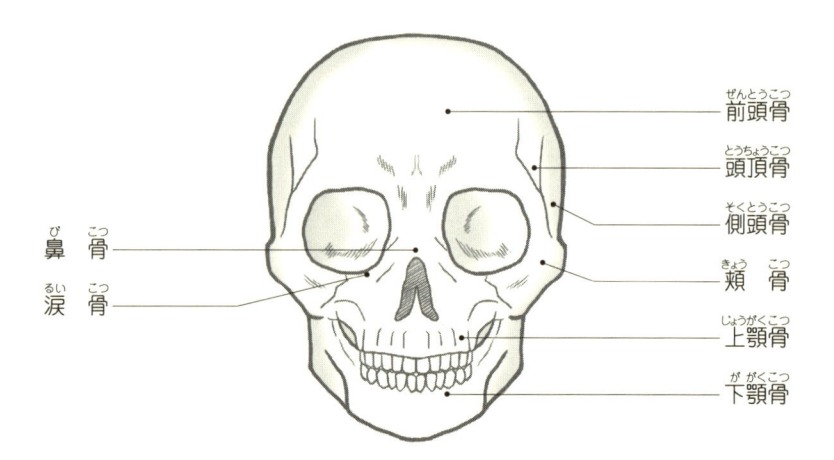

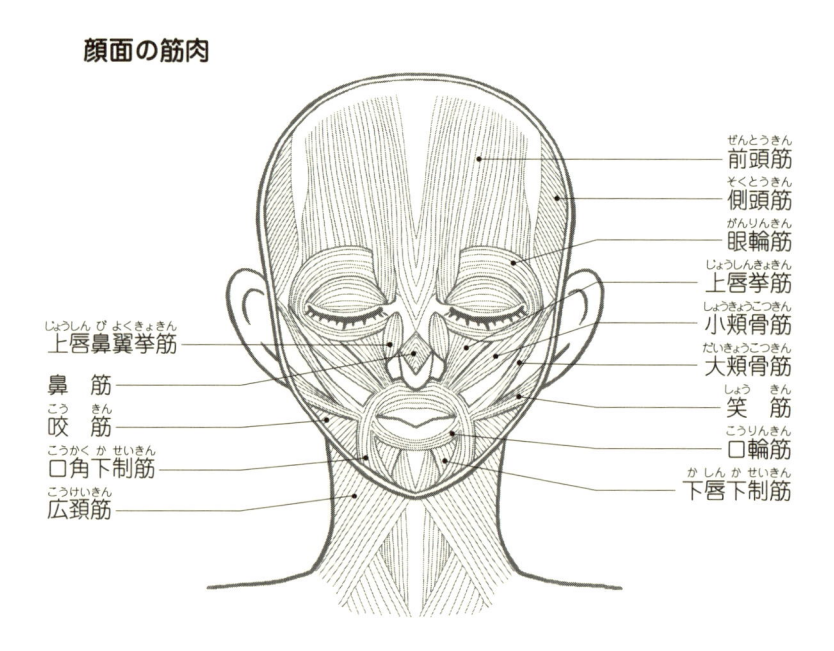

- ぜんとうこつ　前頭骨
- とうちょうこつ　頭頂骨
- そくとうこつ　側頭骨
- きょうこつ　頬骨
- じょうがくこつ　上顎骨
- ががくこつ　下顎骨
- びこつ　鼻骨
- るいこつ　涙骨

顔面の筋肉

- ぜんとうきん　前頭筋
- そくとうきん　側頭筋
- がんりんきん　眼輪筋
- じょうしんきょきん　上唇挙筋
- しょうきょうこつきん　小頬骨筋
- だいきょうこつきん　大頬骨筋
- しょうきん　笑筋
- こうりんきん　口輪筋
- かしんかせいきん　下唇下制筋
- じょうしんびよくきょきん　上唇鼻翼挙筋
- びきん　鼻筋
- こうきん　咬筋
- こうかくかせいきん　口角下制筋
- こうけいきん　広頚筋

206

CHAPTER Ⅷ

顔面の反射区

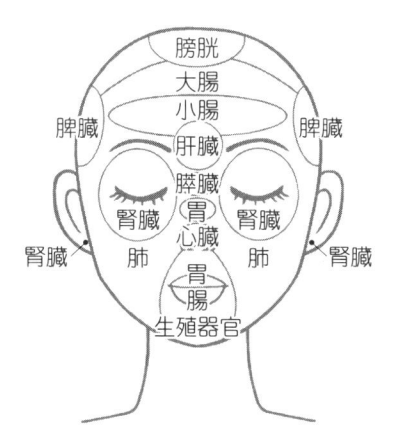

膀胱
大腸
小腸
脾臓　肝臓　脾臓
膵臓
腎臓　胃　腎臓
　　　心臓
腎臓　肺　　肺　腎臓
胃
腸
生殖器官

脊椎

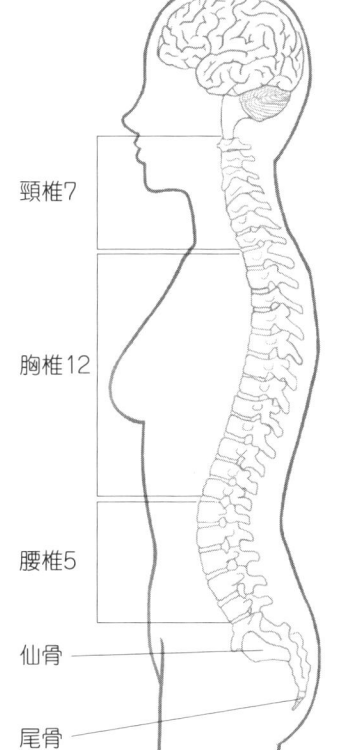

頸椎7
胸椎12
腰椎5
仙骨
尾骨

頭部の反射区

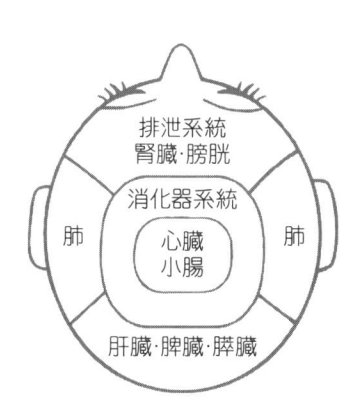

排泄系統
腎臓・膀胱
消化器系統
肺　心臓　肺
　　小腸
肝臓・脾臓・膵臓

CHAPTER Ⅷ セリブラルセラピーのテクニック

全身の筋肉

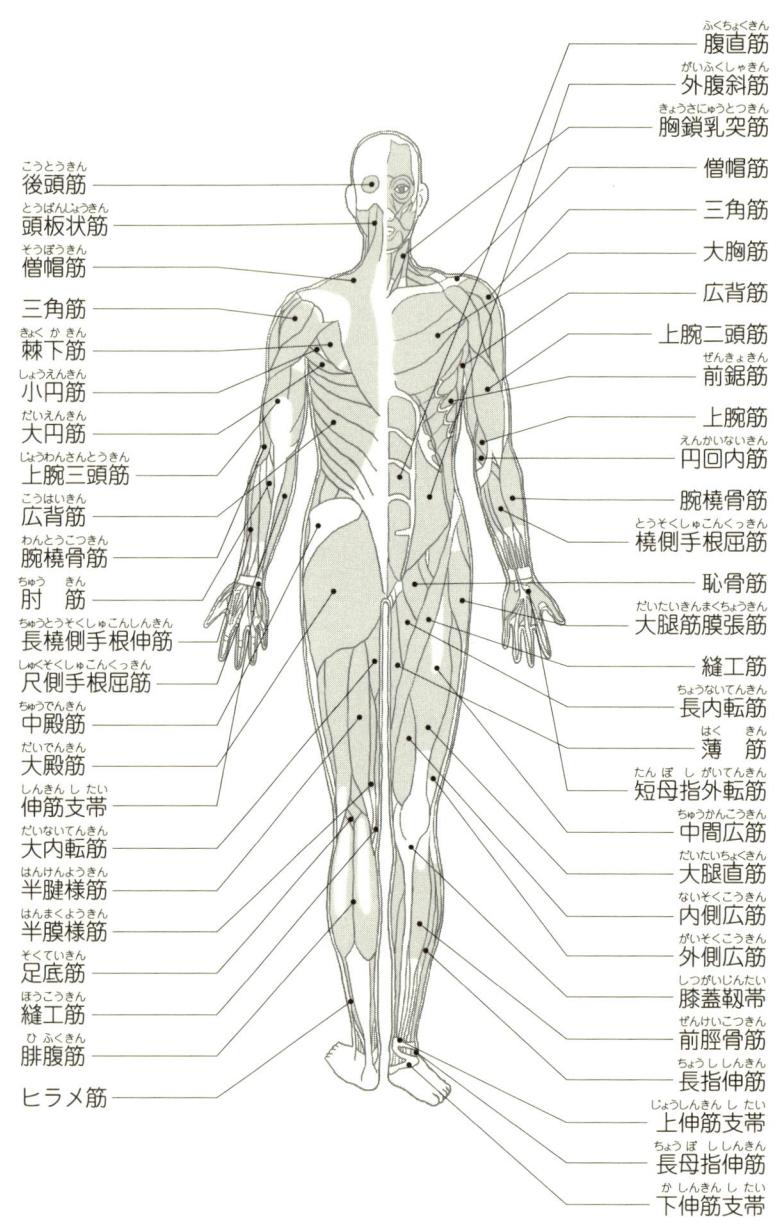

後頭筋（こうとうきん）
頭板状筋（とうばんじょうきん）
僧帽筋（そうぼうきん）
三角筋（さんかくきん）
棘下筋（きょくかきん）
小円筋（しょうえんきん）
大円筋（だいえんきん）
上腕三頭筋（じょうわんさんとうきん）
広背筋（こうはいきん）
腕橈骨筋（わんとうこつきん）
肘筋（ちゅうきん）
長橈側手根伸筋（ちょうとうそくしゅこんしんきん）
尺側手根屈筋（しゃくそくしゅこんくっきん）
中殿筋（ちゅうでんきん）
大殿筋（だいでんきん）
伸筋支帯（しんきんしたい）
大内転筋（だいないてんきん）
半腱様筋（はんけんようきん）
半膜様筋（はんまくようきん）
足底筋（そくていきん）
縫工筋（ほうこうきん）
腓腹筋（ひふくきん）
ヒラメ筋

腹直筋（ふくちょくきん）
外腹斜筋（がいふくしゃきん）
胸鎖乳突筋（きょうさにゅうとつきん）
僧帽筋
三角筋
大胸筋
広背筋
上腕二頭筋
前鋸筋（ぜんきょきん）
上腕筋
円回内筋（えんかいないきん）
腕橈骨筋
橈側手根屈筋（とうそくしゅこんくっきん）
恥骨筋
大腿筋膜張筋（だいたいきんまくちょうきん）
縫工筋
長内転筋（ちょうないてんきん）
薄筋（はくきん）
短母指外転筋（たんぼしがいてんきん）
中間広筋（ちゅうかんこうきん）
大腿直筋（だいたいちょっきん）
内側広筋（ないそくこうきん）
外側広筋（がいそくこうきん）
膝蓋靭帯（しつがいじんたい）
前脛骨筋（ぜんけいこつきん）
長指伸筋（ちょうししんきん）
上伸筋支帯（じょうしんきんしたい）
長母指伸筋（ちょうぼししんきん）
下伸筋支帯（かしんきんしたい）

208

全身の骨格

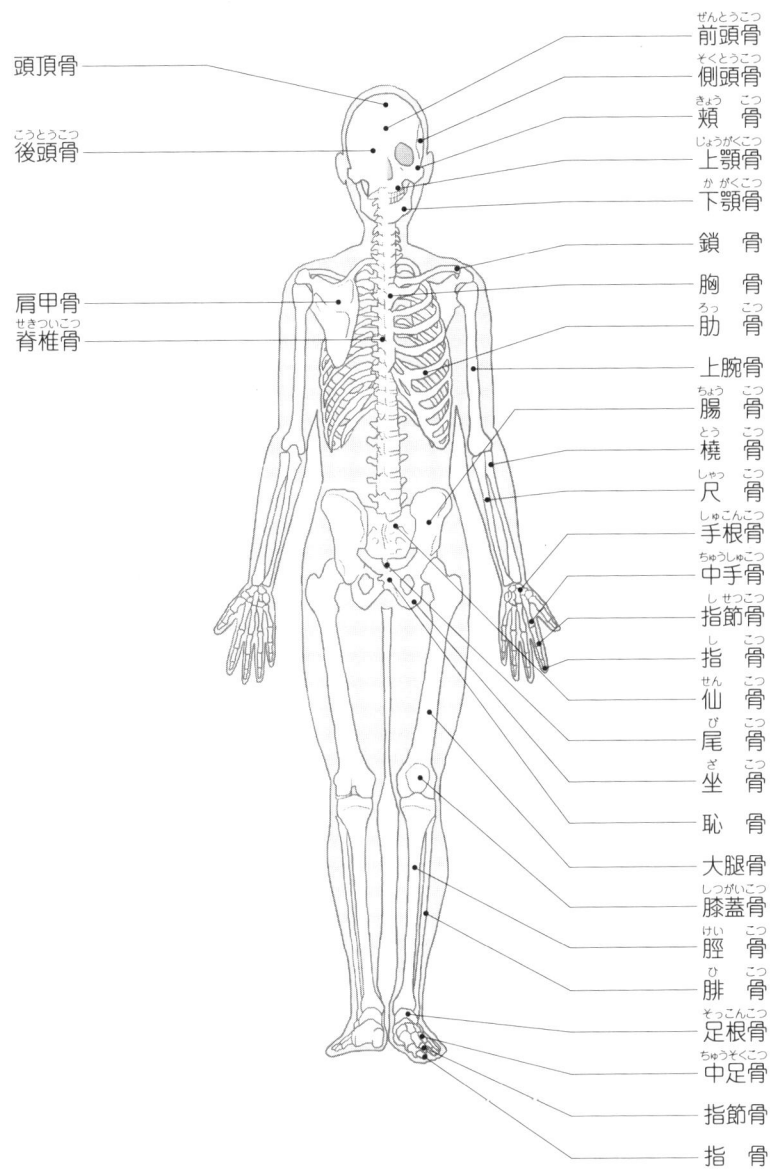

- 頭頂骨
- こうとうこつ 後頭骨
- 肩甲骨
- せきついこつ 脊椎骨

- ぜんとうこつ 前頭骨
- そくとうこつ 側頭骨
- きょうこつ 頬骨
- じょうがくこつ 上顎骨
- かがくこつ 下顎骨
- 鎖骨
- 胸骨
- ろっこつ 肋骨
- 上腕骨
- 腸骨
- とうこつ 橈骨
- しゃっこつ 尺骨
- しゅこんこつ 手根骨
- ちゅうしゅこつ 中手骨
- しせつこつ 指節骨
- し こつ 指骨
- せんこつ 仙骨
- びこつ 尾骨
- ざこつ 坐骨
- 恥骨
- 大腿骨
- しつがいこつ 膝蓋骨
- けいこつ 脛骨
- ひこつ 腓骨
- そっこんこつ 足根骨
- ちゅうそくこつ 中足骨
- 指節骨
- 指骨

CHAPTER Ⅷ　セリブラルセラピーのコース紹介

∽ セリブラルセラピーのコース紹介 ∽

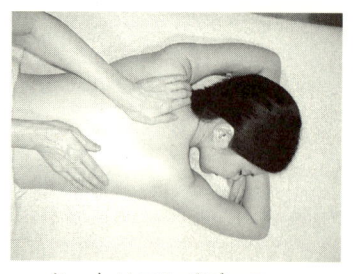

うっとりフルボディコース　　　　ぐっすりカウチコース

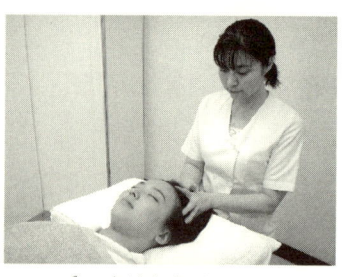

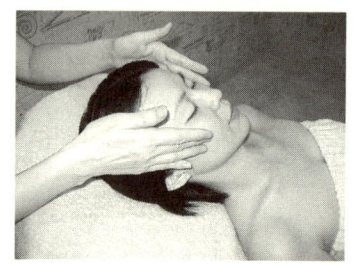

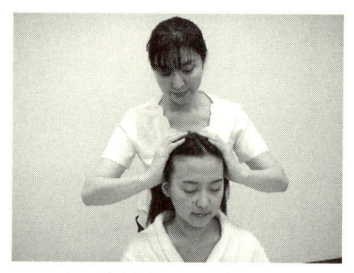

ゆったりオイルコース　　　　　　すっきりクローズコース

＊リラックス＆リフレッシュコース　＊トライアルコース
＊リラックスハンドコース　＊リラックスリフレコース
＊リフレクソロジーコース
＊セリブラルケアインストラクターコース

＜セリブラルセラピーのお問い合わせ先＞

JCA日本セリブラルセラピー協会
M&M INTERNATIONAL COLLEGE

〒110-0015　東京都台東区東上野2-15-10
M&Mインターナショナルビル
TEL：03-3837-5571　FAX：03-3837-5572

[セリブラルセラピー]　[検索]

エピローグ

　私はイギリスへ留学してコンプリメンタリーセラピーコースで学び、イギリス人とインド人の先生方から各流派のインディアンヘッドマッサージに関する技術も習得し、帰国後はその普及活動に力を尽くしてまいりました。

　帰国後、ある翻訳出版社から日本ではまだ知られていなかったインディアンヘッドマッサージに関する相談を受け、所有していた数ある書物の中から指導を受けた先生方の書籍を薦めて2冊の翻訳本が発行されるに至りました。当時の日本にはまだヘッドセラピーに関する書物が少なかったので、翻訳出版されたことに満足していました。

　ところが、セラピー関連書籍を多数発行している出版社の東口社長がわざわざお見えになり、日本人のためになるインディアンヘッドマッサージについて執筆して欲しいとの依頼があったのです。大変光栄なお申し出を有り難くお受けし、BABジャパンから『インディアンヘッドマッサージ』が出版されました。

　その後も何度となくイギリスを訪れ、病院、ホスピス、がん支援センター、老人ホームなどを視察し、さまざまなサロン、セラピースクールを次々に訪問して研修を重ねました。そこで、多くの先生方からイギリスにおけるインディアンヘッドマッサージについて興味深いお話をたくさん伺わせていただくことができました。その中で最も大きな学びは、イギリス人とインド人が行う手技・手法の相違点について明確になってきたことです。

　インディアンヘッドマッサージは各流派によってさまざまなテクニックやタイプがありますが、総じて技術的にそれほど違いがあるものではありません。しかし、イギリスではイギリス人向け

エピローグ

に改良したテクニックが主流で、これによってセラピーを受けている時の感覚やセラピー後にあらわれる感情などの成果について明らかになり、それらの違いは民族性によることもはっきりしてきました。力強さや痛さを感じるセラピーを好まないイギリス人向けにソフトに改良が重ねられたわけです。

　他方、日本では繊細な日本人向けにさらに改良すべきところが多数あったことから、既存のセラピーとの差別化を図るため、新たに脳・心・体を癒すセリブラルセラピーを構築するに至りました。セリブラルセラピーには実にさまざまな多くのスパイスが加わっていて、他のセラピーとは違う味をかもし出しています。症例の中には、ご主人に対する態度がかたくなになって20年もの長いあいだ笑顔を見せることのなかった主婦が素直に笑えるようになったり、ご主人から離婚を切り出されて結論が出せぬまま落ちこんでいた人が自身の将来について見据えることができたり、離婚寸前の夫婦が元のさやに納まったりというように、さまざまな心の問題を解決することが多々あります。

　これまで多くのクライアントと接してきて、自分の思うように進まないことや体調がすぐれないことで悩んでいる人がとても多いように感じられます。誰もが一生懸命に生きているにもかかわらず、心の中が負の産物でいっぱいになっている様子が見えてくるのです。

　しかし、私のこれまでの経験から、心と体、そして脳に記憶されたまま封印されている負の感情を吐き出してしまうことで、人は変われると断言できます。「恨み骨髄に徹す」ということわざがありますが、骨の髄まで沁みわたるほど心の底から人を恨むことは自分自身を磨耗させてしまうことにつながってしまいます。問題が生じると、人のせいにすることで解決したつもりが、実は自分自身を苦しめていることに気づいていない人たちが多く見受

けられます。このような場合にもセリブラルセラピーは有効になってきます。

　セリブラルセラピーを受けると脳が柔軟になって気づきが得られ、自分自身で結論を出してポジティブな考え方ができる自律的な生き方に変わっていくのです。セラピーを行うことはその人の人生にまで関わることと捉えています。そのような意味からも、セリブラルセラピストはクライアントの人生の軌道修正を手助けする役目を担っていると断言できます。

　『脳は癒されたい　生き方が変わるセリブラルセラピー』という本書のタイトルは、実際にセラピーを体験されたライターの小笠原英晃氏が名づけてくださいました。以前より数々の取材を通してよき理解者であった氏の熱心な勧めから本書が出版される運びとなりましたことに厚くお礼を申し上げます。そして、本書を出版する機会を与えてくださいました太陽出版の籠宮良治社長と、担当の橋本真澄氏とともに、支えてくださいました多くの方々へ心から感謝いたします。最後に、全国の受講生の皆様方とお客様、いつもサポートしてくださっている方々、スタッフやM&Mに愛と真心をこめて感謝の意を表したいと思います。

　2009年2月

水木みち

―――― 著者プロフィール ――――

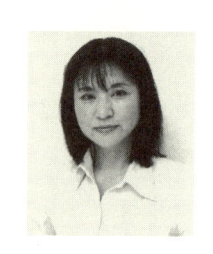

水木 みち　MICHI MIZKI

英国留学でコンプリメンタリーセラピーコースの各種セラピーを修得。英国IFA認定アロマセラピスト・英国IFR認定リフレクソロジスト・英国IIHHT認定ホリスティックセラピスト。STUDENT OF THE YEAR受賞。

脳・心・体を癒すセリブラルセラピー創始者。脳を癒す大切さを提唱し、メンタルケアタッチセラピーのスペシャリストであるセリブラルセラピストの養成に尽力を注いでいる。受講生は国内はもとより、韓国、カナダなど海外からも来日する。

脳は癒されたい
生き方が変わるセリブラルセラピー

2009年4月1日　第1刷
著　者　水木　みち
イラスト　前田　美和
発行者　籠宮　良治
企　画　小笠原英晃

発行所　太陽出版
〒113-0033　東京都文京区本郷4-1-14
TEL:03-3814-0471　FAX:03-3814-2366
印刷　壮光舎印刷／井上製本

ISBN978-4-88469-611-5